INHALT

Dampfgarer:

Kochbuch Rezepte zum Dampfgaren für Einsteiger!

Gesund zeitsparend leckere Gerichte im Dampfgarer kochen -

inklusive den 80 leckersten Rezepten!

Autor - Constanze Wollperg

Lieber Feinschmecker!
Vielen Dank für Ihre Entscheidung zu diesem
Buch. Es wird sich lohnen, und Sie werden viele
neue Ideen für ihren Kochalltag bekommen.

Wer kennt das nicht, im gewöhnlichen Leben
bestimmt die Familie den Tagesablauf. Speziell,
wenn man Kinder hat. Möchten Sie Ihre Familie gut
und gesund ernähren und gleichzeitig eine
vergnügte Runde bei Tisch haben?

Dieses Buch soll Ihnen Antworten liefern und
speziell Ihre Begeisterung für das „Dampfgaren"
wecken! Es soll Motivation für Sie sein, Ihren
Dampfgarer nicht nur für Gemüse oder Kartoffel zu
verwenden, sondern auch Ihre Lieblingsgerichte
darin zu zu bereiten.
Ob heiße Piña Colada, Entenbrust mit Honigkruste,
Tafelspitz, Fischröllchen auf Gemüsebett, Spargel-
Bärlauch-Cappucino, Bruschetta oder gefüllte
Kartoffeln - im Dampfgarer zaubern Sie alles im
Handumdrehen.

Wie Sie also bereits einleitend erkennen können,
kann dieser praktische Küchenhelfer einfach alles.
Aber jetzt lassen Sie uns gleich los legen!

Gutes Gelingen und viel Spaß beim nachkochen!

Ihre
Constanze Wollperg

Die Welt ist gespalten

Viele haben bereits einen, viele wollen gerne einen und der eine oder andere ist noch unsicher oder hat sogar etwas Angst davor, was falsch zu machen. Ich möchte Dir gerne die Angst nehmen und Dir hier und jetzt sagen, Dampfgarer können nahezu alles und Kombi-Dampfgarer können definitiv alles!
Als kleine Grundregel gilt, alles was Du kochen kannst, das kannst Du mit dem Dampfgarer auch dämpfen. Dabei sind sogar die Garzeiten dieselben, wie wenn Du am Herd kochst.

Eine absolute Erleichterung ist die einfache Bedienung der Geräte. Du kannst nahezu alles von Hand einstellen, und da fast alles bei 100° gegart wird, ist es sehr einfach und unkompliziert!
Wenige Ausnahmen, wie zum Beispiel Fisch, Würste oder auch verschiedene Teige werden bei anderen Temperaturen gegart. Das hängt zum Teil damit zusammen, dass das Eiweiß vom Fisch nicht ausflocken bzw. die Würste nicht aufspringen sollen. Aber auch das ist kein Hexenwerk!

Ein weiterer wesentlicher Vorteil dieses Alleskönners ist, dass Du nur noch die Zeit einzustellen brauchst und dann kannst Du Dich schon wieder um andere Dinge wie den Haushalt, das Hausaufgabe machen mit den Kindern oder um Sport kümmern. Somit schonst Du damit auch Deine Nerven und sparst viel Zeit ein!

Durch das Dampfgaren bleiben die Vitamine, Mineralstoffe und Mineralsalze weitestgehend erhalten und auch die Farbe des Gemüse leuchtet förmlich. Es isst bekanntlich ja auch das Auge mit und graue Bohnen sind Schnee von gestern! Entsaften, sanftes Auftauen, Einkochen oder auch Joghurt Zubereitung sind weitere Funktionen, die mit diesem genialen Helfer vollbracht werden können.

Da heute die unterschiedlichsten Firmen auch schon Kombi-Dampfgarer als Standgeräte anbieten, kann wirklich jeder diese Wunderwerke der Technik in Verwendung nehmen.

Doch jetzt möchte ich Dich nicht länger auf die Folter spannen. Lass uns loslegen mit den Rezepten!

Die größten Vorteile auf den Punkt gebracht

Zu Beginn ist es mir noch wichtig, die größten Vorteile des Dampfgarer auf den Punkt zu bringen. Wir alle leben in einer Zeit, in der auf die Ernährung nicht allzu viel Acht gelegt wird. Die Dönerbuden und Fast-Food-Restaurants wachsen aus dem Boden wie die Pilze. Bei dieser Entwicklung und dem gestressten Alltag der Familien,ist es mir ein Bedürfnis, etwas positives zu unternehmen.

Vitaminreiche und nährstoffhaltige Ernährung ist der Grundstein von Vitalität und Gesundheit. Da beim Dampfgaren kaum Fett eingesetzt wird, werden Sie die Speisen fettarm und leicht zubereiten. Die Nutzung eines Dampfgarers ermöglicht nicht nur schonendes und gesundes Kochen, sondern spart sogar auch noch Zeit. Während man beim normalen Kochen die Speisen am Herd im Blick haben muss, um zu verhindern, dass etwas überläuft oder anbrennt, kann man sich beim Dampfgaren anderen Dingen widmen. Weder umrühren noch wenden ist notwendig, da der heiße Dampf das Kochgut förmlich umstreicht, und so in die Tiefe eindringt. Alles wird gleichmäßig gegart und nichts brennt an.

Die Vorteile zusammengefasst:
Mit einem Dampfgarer lassen sich Gerichte schnell, einfach und gesund zubereiten. Die Anwendung ist einfach und spart Zeit und daneben kann auch noch der Energieaufwand reduziert werden.

Dadurch, dass wenig Öl und Gewürze eingesetzt werden müssen, lassen sich gesunde und vitaminreiche Speisen zubereiten. Der Dampfgarer ist also ein rundum intelligenter Küchenhelfer, der in keiner Küche fehlen sollte.

Seezungen-Roulade

Sie brauchen
- Seezungenfilets (je nach Anzahl der Personen)
- 1EL Sauerrahm
- 6 Scheiben graved Lachs
- 6 Scheiben Zucchini
- 6 Scheiben Räucherspeck
- 2 EL gehackte Petersilie
- 1 EL gehackte Pistazien
- Salz & Pfeffer aus der Mühle
- etwas gemahlene Bochshornklee Samen

Zubereitung
Als erstes den Sauerrahm mit den Gewürzen, den
Pistazien und den Kräutern gut verrühren. Dann
die Seezungenfilets auslegen und nach belieben
mit dem Lachs, dem Speck und den
Zucchinistreifen belegen. Noch das
Sauerrahmgemisch darüber streichen und danach
zusammenrollen.
Die Rouladen jetzt in einen geeigneten Siebeinsatz

geben und bei mittlerer Stufe einschieben. Noch mit etwas Olivenöl beträufeln und nach der Garzeit und Temperatur dämpfen.
Beim Servieren noch eine Scheibe getoastetes Toastbrot dazu reichen.

Garzeit und Temperatur
25-30 Minuten bei 100°

Champignons mit Köpfchen

Sie brauchen
- 1 Becher große schöne Champignons
- 200g Schinken (in sehr kleine Würfel geschnitten)
- 200g geriebener Käse
- 1EL süßer Senf
- 1 Bund Schnittlauch (geschnitten zum bestreuen)
- Salz & Pfeffer

Zubereitung
Dazu die Champignons waschen und den Hals herausdrehen. Danach mit der runden Seite nach unten in einen gelochten Behälter legen.

Die Zutaten für die Fülle gut miteinander
vermischen und dann in die Köpfe der
Champignons füllen.

Garzeit und Temperatur
2-3 Minuten bei 100°

Saure Erdbeeren mit Spargel

Sie brauchen
- 500g grüner Spargel
- 500g weißer Spargel
- 250g Erdbeeren
- ein paar Frühlingszwiebel

für die Marinade
- etwas Olivenöl
- etwas weißer Balsamico
- 6cl Sherry
- Salz, Pfeffer etwas Kardamom
- etwas frischen Ingwer

Zubereitung
Den Spargel waschen, eventuell schälen. In ca. 5-
cm-Stücke schneiden. Dann in einen gelochten

Behälter legen und garen.
Die Erdbeeren waschen und das Grün wegschneiden. In dünne Scheiben schneiden und gemeinsam mit dem gegarten Spargel auf einem Teller anrichten.

Marinade
Den Ingwer in fein reiben und gemeinsam mit den anderen Zutaten eine Marinade herstellen. Über den Spargelsalat geben und etwas durchziehen lassen.

Garzeit und Temperatur
Spargel 15 Minuten bei 100° garen

Sushi von der Gurke

Sie brauchen
- 250g Risotto- oder Sushi-Reis
- 200ml Wasser
- 200ml Weißwein
- etwas Gemüsebrühe
- etwas Weinessig
- 2 Salatgurken
- etwas Wasabipaste

- 1 Dose roten Forellenkaviar
- etwas Kresse
- Salz & Pfeffer

Zubereitung
Den Reis, das Wasser, den Weißwein, die
Gemüsebrühe und den Weinessig gemeinsam in
einen Garbehälter geben und garen.
Nach der Garzeit gut vermischen, nochmals
herzhaft abschmecken und auskühlen lassen.
Die Gurken schälen längs halbieren. Die weichen
Kerne mit einem Löffel ausschaben. Die
Wasabipaste (scharf!) dünn in die Mulde streichen
und den Reis darin verteilen und glatt drücken.
Abschließend noch die Gurken in Portionen
unterteilen und mit dem Kaviar und der Kresse
vollenden und dekorieren.

Garzeit und Temperatur
30 Minuten bei 100° garen

Dinkel-Avocado-Salat

Sie brauchen:
- 250g Dinkel

- 150g Bergkäse
- 1 reife Avocado
- 1/2 Salatgurke
- 1 Paprika grün
- 500g Tomaten
- 650ml Wasser
- etwas gehackter Thymian
- etwas alter Balsamico
- etwas Olivenöl
- Salz & Pfeffer

Die Zubereitung:
Den Dinkel in Wasser für ein paar Stunden quellen
lassen.
Danach das Gemisch in eine ungelochte Schale
des Dampfgarer geben und für 45 Minuten bei
100° dämpfen lassen.
Einstweilen die Tomaten, die Paprika und die
Gurke waschen und in mundgerechte Stücke
schneiden. Die Avocado schälen, vom Kern lösen
und ebenfalls in mundgerechte Teile schneiden.
Den Bergkäse auch in kleine Würfel schneiden und
unter den Dinkel mischen.
Jetzt aus dem Olivenöl, dem Balsamico und etwas
Wasser sowie Salz und Pfeffer und dem gehackten
Thymian eine Marinade anmachen.

Noch das Dinkel-Käse-Gemisch unter das Gemüse mischen und in schönen Salattellern anrichten. Mit der Marinade übergießen und eventuell mit etwas angerösteten Pinienkernen oder Sesamkörnern bestreuen.

Terrine von Lachs & Forelle

Sie brauchen:
- 350g Lachsfilet
- 190g Forellenfilet (optimaler Weise geräuchert)
- einige Scheiben Räucherlachs
- etwas Zitronensaft
- 2 Eier
- 200g Schlagobers
- 200g Sauerrahm
- 200g Crème fraîche
- Salz & Pfeffer
- 1 Bund Schnittlauch

Die Zubereitung:
Die Fischfilets in Würfel schneiden, leicht salzen und mit dem Zitronensaft beträufelt eine gute Stunde in den Kühlschrank stellen.
Die Fisch-Würfel mit einem Stabmixer pürieren und

danach erst die Eier und dann den Sauerrahm und
die Crème fraîche unterrühren und zum Schluss
das Schlagobers beimengen und die Masse
abschmecken.

Die Terrine in gebutterte Formen füllen und bei
100° eine viertel Stunde dämpfen. Jetzt die
Terrinen-Formen im Kühlschrank ca. 3 Stunden
auskühlen lassen und danach stürzen. Die Formen
mit Räucherlachsscheiben auslegen und die
Terrine wieder reingeben und den Boden mit dem
überlappenden Lachs bedecken. Danach die
Formen mit Klarsichtfolie schön einpacken und ab
damit über die Nacht in den Kühlschrank.
Vor dem Servieren die Terrine neuerlich stürzen
und eventuell auf einem Fruchtspiegel anrichten.
Nach Belieben mit klein geschnittenem
Schnittlauch garnieren und mit Weißbrot oder
Baguette servieren.

Garnelen Kokos-Curry

Sie brauchen:
• 900g Garnelen
• 1 Dose Kokosmilch

- etwas Currypaste rot
- etwas Olivenöl
- 3 Knoblauchzehen
- 1 entkernte und gehackte Chilischote
- ca. 4 cm Ingwer
- der Saft einer Limette
- etwas Zitronengras

Die Zubereitung:

Die Garnelen marinieren mit dem Olivenöl, den gepressten Knoblauchzehen und dem Saft der Limette. Den Ingwer schälen und wie die Chilischote auch, klein würfelig schneiden und über den Garnelen verteilen. Das gesamte Gemisch jetzt einige Zeit im Kühlschrank ziehen lassen (ca. 1 Stunde).

Jetzt die marinierten Garnelen mitsamt der Marinade in eine ungelochte Garschale geben und bei 100° für 5 Minuten in den Dampfgarer.
Während dessen einen kleinen Topf erhitzen und darin die Kokosmilch mit der Currypaste und dem Zitronengras aufkochen lassen.
Schlussendlich die Kokos-Curry-Sauce noch beliebig würzen.
Die marinierten Garnelen in tiefen Tellern anrichten

und mit der Kokos-Curry-Sauce übergießen. Als Topper noch den Abrieb der Limette drüber streuen und vielleicht etwas gehackte Chili. Vorsicht, Hot & Spicy!!

Ei im Glas in 3 Varianten

Sie brauchen:
für Variante Nr. 1:
- 1 halbe Stange Lauch
- 60g Speck, würfelig geschnitten
- Salz & Pfeffer
- 2 Eier
- 2EL Sauerrahm

für Variante Nr. 2:
- 5 EL Mais aus der Dose
- 2 EL Tomatenmark
- Salz & Pfeffer
- 2 Eier
- 2EL Sauerrahm

für Variante Nr. 3:
- 50g Champignons
- 1/2 Bund fein geschnittener Schnittlauch

- Salz & Pfeffer
- 2 Eier
- 2EL Sauerrahm

Die Zubereitung:
Für die Eier im Glas eignen sich hervorragend
Weck-Gläser. Jeweils 2 Gläser werden mit dem
selben Inhalt gefüllt und ergeben 1 Portion.
Darüber verteilt wird jeweils zuerst ein EL
Sauerrahm und dann das Ei.
Sobald dies erledigt ist, die Gläser mit Klarsichtfolie
überspannen und bei 100° für 10 Minuten
dämpfen.
Abschließend noch die Eier mit gehackten
Kräutern und etwas frisch gemahlenem Pfeffer
bestreuen und servieren.

Mini-Rucola-Käse-Strudel

Sie brauchen:
- 2 Schalotten
- 50g Rucola
- 2 Eier
- 75g Parmesan
- 1 Pkg. Sturdelteig

- Salz & Pfeffer
- frisch gehackter Basilikum

Die Zubereitung:
Die Schalotten klein würfelig und den Rucola grob
schneiden.
Die beiden Eier mit einer Gabel in einer Schüssel
verschlagen, den Rucola, die Schalotten, den
geriebenen Parmesan untermischen und mit Salz
und Pfeffer abschmecken.
Den Strudelteig in kleine Quadrate zu je ca. 5x5
cm schneiden. Dann jeweils 4 geschnittene
Strudelteig-Quadrate versetzt übereinanderlegen.
Danach die übereinandergelegten Strudelteig-
Quadrate in ausgefettete Muffinbleche einlegen
und befüllen.
Jetzt das Ganze bei 185° Heißluft für eine viertel
Stunde in den Kombidämpfer.
Die fertigen Mini Strudel in ein Rucola-Nest setzen
und noch mit etwas geriebenem Parmesan und
Pinienkernen bestreuen. Ausserdem noch etwas
alten Balsamico oder Balsamico-Creme darüber
gießen und servieren.

Die Zucchini-Gurken-Cremesuppe

Sie brauchen:
- 1/2l Gemüsesuppe
- 100g Schlagobers
- 50g Sauerrahm
- 350g Zucchini grün
- 150g Salatgurke
- Kardamom
- 1 EL Zucker
- Salz & Pfeffer

Die Zubereitung:
Die Zucchini und die Salatgurke gut waschen und danach in Würfel schneiden. Danach in eine gelochte Schale legen und bei 100° etwas mehr als 10 Minuten dämpfen.
Jetzt das gegarte Gemüse in eine ungelochte Schale geben und mit der Gemüsesuppe aufgießen und für einige Minuten bei 100° weiter garen lassen.
Danach die Suppe mit den Gemüsewürfeln in einen Topf oder eine Schüssel geben und

gemeinsam mit den restlichen Zutaten und Gewürzen gut pürieren. Danach noch in geeignete Suppenschalen portionieren und als Deko einen Sauerrahm-Klecks oder etwas geschlagene Schlagober und ein paar frische Kräuter drüber streuen, fertig.

Erdäpfel-Lauch-Supp´n mit einem Hauch von Ingwer

Sie brauchen:
- 1l Gemüsesuppe
- 1 Stück Ingwer (ca. 1,5 cm)
- 1/2kg Erdäpfel
- 1 1/2 Stangen Lauch
- 3 Knoblauchzehen
- 1 Bund Petersilie
- 50g Sauerrahm
- 100g Schlagobers
- etwas Currypowder
- Salz & Pfeffer

Die Zubereitung:
Die Erdäpfel schälen, abwaschen und danach würfelig schneiden. 1 Stange Lauch in hauchdünne

Ringe schneiden. Ebenfalls den Ingwer und den Knoblauch schälen und danach in feine Würfelchen schneiden. Alles zusammen in eine ungelochte Schale geben, und mit gehackter Petersilie, Salz, Pfeffer und Curry abwürzen. Jetzt das Ganze für eine halbe Stunde bei 100° dampfgaren.
Danach den Sauerrahm und das Schlagobers zugeben, in eine größere Schüssel oder einen Topf umfüllen, und gut aufpürieren.
Abschließend nochmals abschmecken und in Suppentellern anrichten. Noch frisch gehackte Petersilie obendrauf und heiß servieren.

ACE-Suppe

Sie brauchen:
- 1l Gemüsesuppe
- 1 Apfel
- der Saft von 2 Orangen
- der Saft einer halben Zitrone
- 250g Karotten
- 1 Stück Ingwer (ca. 1,5 cm)
- 1 rot Zwiebel
- Salz & Pfeffer

Die Zubereitung:

Die Zwiebel schälen und fein würfelig schneiden. Den Apfel entkernen, schälen und würfelig schneiden (ca. 1 cm groß). Das Ingwerstück schälen und klein würfelig schneiden. Auch die Karotten noch abschälen und in ca. 1 cm große Stücke schneiden.

Jetzt das geschnittene Gemüse mit dem Rest der Zutaten in eine ungelochte Garschale geben und für 30 Minuten bei 100° dämpfen.
Abschließend das Gargut in eine Schüssel oder einen Topf umfüllen und mit einem Stabmixer ordentlich aufpürieren.
Für etwas Spritzigkeit kannst Du sorgen indem Du noch einen ordentlichen Schuss Mineralwasser in die bereits pürierte Suppe eingießt.
Die Suppe in schöne Schalen eingießen und eventuell mit einem Stengel Staudensellerie dekorieren.
Heiß servieren und wenn gewünscht noch etwas gehackte Kürbiskerne drüber streuen.

Minestrone

Sie brauchen:
- 150g Kraut
- 150g Karotten
- 70g Erbsen
- 150g Kartoffeln
- 1 Zucchini
- 1/2 rote Paprika
- 1/2 gelbe Paprika
- 1 rote Zwiebel
- 1 1/2l Gemüsesuppe
- 35g. Suppennudeln
- 2EL Tomatenmark
- 75g frisch geriebener Parmesan
- 35g gehackte Petersilie, Basilikum und Salbei
- Salz & Pfeffer

Die Zubereitung:
Das Gemüse in mundgerechte Stücke schneiden
und danach in eine ungelochte Garschale geben.
Das Tomatenmark, die Nudeln, die Gemüsesuppe
und etwas Salz und Pfeffer dazu geben und für ca.
eine viertel Stunde bei 100° im Dampfgarer
dämpfen.

Jetzt die Minestrone gut durchmischen und die gehackten Kräuter sowie den Parmesan drüber streuen und nochmals für eine Minuten in den Dampfgarer garen.

Abschließend die Suppe Portionieren und über die Suppe noch etwas frische gehackte Kräuter sowie geriebenen Parmesan rieseln lassen.

Beim Servieren kann auch gerne etwas Weißbrot-Baguette bzw. eine Scheibe Ciabatta dazu gereicht werden.

Hühnersuppe mit falschem Omelette

Sie brauchen:
- 1 Suppenhuhn
- 250g Suppengemüse
- 1 Stange Lauch
- 100g Karotten
- 1/2 Sellerie
- 1 Bund Petersilie
- 100g Muschelnudeln
- 1,2l Wasser
- Salz & Pfeffer

Zutaten für das falsche Omelette:
• 8 Eier
• 350ml Milch
• 1 Prise Salz
• 1 Prise Muskatnuss
• etwas Butter

Die Zubereitung:
Das Suppenhuhn waschen und halbieren und danach mit 0,2l Wasser in eine ungelochte Schale geben.

Das Gemüse schälen, abwaschen und in feine Streifen schneiden. Danach beiseite stellen.
Das Suppengemüse ebenfalls schälen, jedoch das in grobe Würfel schneiden und zum Suppenhuhn in die ungelochte Schale geben.
Das Ganze bei 100° für eine Stunde garen.
Nach der Garzeit das Huhn aus der Suppe nehmen, und diese durch ein Sieb abseien.
Danach die Suppe wieder zurück in die Schale gießen.

Vom Huhn das Fleisch ablösen und in mundgerechte Stücke schneiden. Jetzt das Fleisch gemeinsam mit den feinen Gemüsestreifen und

den Muschelnudeln sowie dem restlichen Wasser in die Schale zur Suppe gießen und bei 100° für eine viertel Stunde garen.
Noch mit Salz und Pfeffer abwürzen und danach dem Omelette widmen.

Für das falsche Omelette die Eier gemeinsam mit der Milch verrühren. Mit etwas Muskatnuss und Salz würzen und in eine ausgefettete ungelochte Garschale geben. Das Omelette für 5 Minuten bei 100° garen.

Beim Anrichten die Gemüsestreifen, das Fleisch und die Muschelnudeln in einem tiefen Teller gustiös einlegen und mit heißer Suppe aufgießen. Noch das Omelette in Rauten schneiden und mit etwas gehackter Petersilie bestreuen und heiß servieren.

Cappuccino von Spargel & Bärlauch

Sie brauchen
- 1 große Kartoffel
- 250g grüner Spargel
- nach Geschmack Bärlauchblätter

- etwas Gemüsebrühe
- 1/2l Wasser
- 1/2 Becher Sauerrahm
- etwas Muskatnuss
- Salz & Pfeffer

Zubereitung
Kartoffel schälen und klein würfeln. Vom Spargel die hinteren Enden wegschneiden und den restlichen Spargel in kleine Stücke schneiden, waschen und grob zerkleinern.
Alle Zutaten zusammen in einen Behälter geben und garen.
Nach Ende der Garzeit die Suppe mit einem Mixstab ganz fein aufpürieren und mit 1/2 Becher Sauerrahm und etwas Muskatnuss verfeinern und abschmecken.

In einer durchsichtigen Cappuccino-Tasse serviert und als Topping darauf frischen Milchschaum, wie Sie ihn auch auf einem „richtigen" Cappuccino genießen! Noch etwas Paprika drüber stäuben und ein ausgestochenes Toastbrot-Herzchen dazu, fertig!

Garzeit und Temperatur
20 Minuten bei 100° garen

Kartoffel-Mango-Cremesuppe

Sie brauchen
- 300g Kartoffel
- 1 reife Mango
- 1 Stange Lauch
- 1 TL Gemüsebrühe
- 1/2l Wasser
- 1/2 Becher Sauerrahm
- etwas Kürbiskernöl
- Salz & Pfeffer

Zubereitung
Die Kartoffeln und die Mango schälen. Kartoffel klein würfeln und Mango vom Stein mit Messer lösen.
Das Fruchtfleisch in kleine Würfel schneiden. Den Lauch waschen und in dünne Ringe schneiden. 3-4 EL von der Mango zur Seite geben und alle anderen Zutaten gemeinsam in einen Behälter füllen.

Nach Ende der Garzeit die Suppe mit dem Mixstab pürieren.
Mit 1/2 Becher Sauerrahm verfeinern und abgeschmeckt in tiefen Tellern servieren. Als Topping Mangowürfel, Kürbiskernöl und eventuell gekrauste Petersilie darüber streuen.
Garzeit und Temperatur
20 Minuten bei 100° garen

Lachsforellenfilet mit Steinpilzrisotto

Sie brauchen:
- etwas Butter
- 15 Cockailtomaten
- frisch gehackter Thymian
- 250g Steinpilze frisch
- 600ml Gemüsesuppe
- 300g Risottoreis (Rundkorn)
- 220ml Weißwein
- 2 ganze Lachsforellen
- den Saft einer ganzen Zitrone
- Salz & Pfeffer

Die Zubereitung:
Zuerst den Reis in eine ungelochte Garschale
geben und mit der Gemüsesuppe, dem Weißwein
und einem Schuss Zitronensaft aufgießen.
Anschließend mit Salz und Pfeffer würzen und bei
100° für eine 12 Minuten in den Dampfgarer.

Während der Risottoreis dämpft, die Steinpilze gut abwaschen und klein würfelig (ca. 1 cm groß) schneiden und anschließend in eine gelochte Schale geben.

Die Lachsforelle filetieren und die Filets in eine weitere, gebutterte und gelochte Schale geben. Auch diese beiden Schalen, die Steinpilze und den Fisch, in den Dampfgarer und ebenfalls bei 100° für eine viertel Stunde dämpfen.
Jetzt noch die Cocktailtomaten vierteln und gemeinsam mit dem gehackten Thymian und einem großen Stück Butter unter das Risotto heben.
Das Risotto schön auf einem Teller anrichten, ein Lachsfilet darüber legen und mit gehacktem Thymian überstreuen.
Noch einen Spritzer Zitronensaft drüber, und gleich servieren.

Fischröllchen auf Gemüsebett, Safransauce

Sie brauchen
- 300g Karotten
- 300g Sellerie

- 2 Fischfilets (zB. Zander oder Lachs)

Safransauce
- 1/8l Wasser
- etwas scharfer Senf
- 2EL Sauerrahm
- einige Safranfäden
- nach Bedarf Mondamin Fix
- 2EL Noilly Prat

Zubereitung
Karotten und Sellerie waschen, schälen und in feine Stifte schneiden. Danach in einem gelochten Behälter verteilen. Die Fischfilets putzen, salzen und in gleichmäßige Streifen schneiden. Danach wie eine Schnecke einrollen und auf das Gemüse setzen.

Safransauce
Die Zutaten der Sauce in einen Behälter vermischen und unter den gelochten Behälter mit dem Gemüse und den Fisch einschieben. Alles zusammen für 2 Minuten bei 100° garen.

Broccoli
Den Broccoli in gleichmäßige Röschen zerteilen

und je ein Röschen auf ein Fischröllchen setzen.
Alles zusammen für ca. 4 Minuten bei 120° garen.
Die Saucengrundlage nach dem Garen gut
durchrühren und eventuell noch mit etwas
Sauerrahm verfeinern. Die Fischröllchen vorsichtig
mit dem Gemüsebett auf einem Teller anrichten
und mit der Safransauce übergießen.
Dazu passt sehr gut Safranreis oder auch ein
Weißbrot Baguette.

Garzeit und Temperatur
Gemüse und Fisch 2 Minuten bei 100° garen

Seefisch - French Style

Sie brauchen
- etwas Butter
- 750g Seefischfilet
- 120g Gouda, gerieben
- Sauerrahm
- Vollmilch
- Schnittlauch, fein geschnitten
- Tomatenmark
- Salz & Pfeffer

Gratindeckel
- 3EL Semmelbrösel
- 3EL geriebener Gouda
- 3EL Petersilie, fein gehackt
- Zitronenzesten

Zubereitung
Gratinform mit der Butter ausfetten. Die Fischfilets säubern, salzen und in der Form verteilen. Einige EL Tomatenmark mit dem Schnittlauch, etwas Milch, 2-3 EL Sauerrahm sowie den geriebenen Gouda in einer Schale gut vermischen. Danach das Gemisch über die Fische verteilen und backen.

Gratindeckel
Die Zutaten miteinander gut vermischen und die letzten 10 Minuten der Backzeit über den Fisch verteilen. Krustig backen lassen und vor dem Servieren noch mit Petersilie bestreuen.

Garzeit und Temperatur
1. Schritt - bei 100° und 100% Feuchte 10 Minuten
2. Schritt - bei 190° und 30% Feuchte 15 Minuten

Zucchini-Risotto mit Lachs

Sie brauchen:
- 1 Lachsforelle
- 150g Rundkornreis
- 6 Cocktailtomate
- 1 Zucchini
- 275 ml   Gemüsebrühe
- 50g Frischkäse
- 100 ml   trockener Weißwein
- ½ EL Butter
- Salz
- Pfeffer

Die Zubereitung:
Der Reis wird einfach mit Brühe, Wein, Salz und
Pfeffer in den Gartopf gegeben. Natürlich in einen
ungelochten. Garen Sie den Reis für 10 Minuten.
Schneiden Sie währenddessen die Zucchini in
kleine Würfel und geben Sie sie in einen weiteren
Garbehälter. Streichen Sie einen dritten Gartopf mit
Butter aus und legen Sie den Lachs hinein.
Zucchini und Lachs garen Sie für 15 Minuten.
Die Cocktailtomaten halbieren. Ist im Dampfgarer
alles fertig, mischen Sie die Zucchini, die Tomaten

und den Frischkäse unter den Reis und servieren
es zusammen mit dem Lachs.

Lachsfilet mit Petersilien-Kartoffel

Sie brauchen:
- 150g Kartoffeln
- 300g Lachsfilet
- Olivenöl
- Petersilie
- Salz
- Pfeffer

Die Zubereitung:
Auf den Lachs ein wenig Olivenöl gebe, dann den
Fisch salzen und pfeffern. In einem Gartopf für 15
Minuten dämpfen. Die Kartoffeln ebenfalls für 15
Minuten in einem weiteren Topf garen und
anschließend schälen und in Würfel schneiden.
Olivenöl in einer Pfanne erhitzen, die Kartoffeln
dazu geben und leicht anbraten. Pfanne vom
Feuer nehmen. Die bereits gehackte Petersilie zu
den Kartoffeln geben und mit diesen vermengen.
Zusammen mit dem Lachs und einem Salat
servieren.

Paella

Sie brauchen:
• 100g Brokkoli
• 100g Erbsen
• 1 Zwiebel
• 100g Hühnerfleisch
• ein paar Shrimps oder Muscheln nach belieben
• ¼ Liter Hühnersuppe
• 1 Paprika
• 150g Reis
• 1 EL Safran
• 1 EL Sojasauce
• Olivenöl
• Pfeffer
• Salz

Die Zubereitung:
Die Zwiebel schälen und fein hacken und
zusammen mit Reis und Safran in Öl in einer
Pfanne andünsten.
Das ganze mit Hühnersuppe ablöschen, in den
Dampfgarer füllen und für 30 Minuten dämpfen.
Das restliche Gemüse wird geschnitten und für 15
Minuten ebenfalls in einem Gartopf gedämpft. Das
gewürfelte Fleisch, die Shrimps und die Muscheln

würzen und mit der Sojasauce anbraten. Nun legen Sie das Fleisch und die Meeresfrüchte für 20 Minuten in einen dritten Topf des Dampfgarers. Reis, Gemüse, Fleisch und Meeresfrüchte mischen, nachwürzen und in einer Schüssel anrichten.

Forelle mit Dillgemüse

Sie brauchen:
- ½ Fenchelknolle
- 3 Karotten
- ½ Staudensellerie
- 1 Forelle (ca. 200g)
- ½ Zitrone
- 10g Butter
- 50ml Wermut
- 200ml Gemüsefond
- 1 TL gelbe Senfkörner
- ½ TL getrockneter Estragon
- 50ml Schlagsahne
- 50g Crème fraîche
- 1 EL Zitronensaft
- 1 TL mittelscharfer Senf
- Dill

- Pfeffer
- Salz

Die Zubereitung:
Schneiden Sie das Gemüse in Stücke. Die Forelle würzen Sie. Waschen Sie die Zitrone, schneiden Sie sie in Scheiben und geben Sie sie mit der Hälfte des Dills und der Forelle in den Dampfgarer. Die Butter wird in einem anderen Dampftopf zerlassen.

Das Gemüse wird darin für 5 Minuten angedünstet und danach mit Wermut abgelöscht. Nun den Fond darüber gießen und die Senfkörner und den Estragon dazugeben. Alles mit Salz und Pfeffer würzen. Den Fisch garen Sie je nach Größe für 10 bis 15 Minuten. Nehmen Sie den Fisch heraus und halten Sie ihn warm.

Den restlichen Dill hacken. Jetzt kochen Sie den Gemüsefond auf und geben Sahne und Crème fraîche dazu. Würzen Sie die Sauce mit Salz und Zitronensaft und lassen Sie sie für wenige Minuten köcheln. Als nächstes den Senf einrühren und den soeben gehackten Dill darüber streuen.

Jetzt können Sie das Gemüse auf zwei Teller

geben, den Fisch mit den Zitronenscheiben darüberlegen und die Sauce übergießen. Mit Kartoffeln servieren.

Pangasius mit Gemüse

Sie brauchen:
• 2 Pangasiusfilets (à 100 g)
• 4 Karotten
• 1 Frühlingszwiebeln
• 150 ml Gemüsebrühe
• 20g frischer Ingwer
• Öl
• Salz
• Zucker
• Petersilie

Die Zubereitung:
Den Ingwer schälen und in feine Würfel schneiden. Die Karotten und die Zwiebel ebenfalls schälen und schräg in dünne Scheiben schneiden. Erhitzen Sie Öl in einer Pfanne und dünsten Sie das Gemüse darin an. Würzen Sie es mit Salz und einer winzigen Prise Zucker. Geben Sie das Gemüse nun in einen Gartopf, gießen Sie die

Brühe dazu und dämpfen Sie es für 5 Minuten.

Das Fischfilet wird halbiert und gesalzen, anschließend auf das Gemüse in den Gartopf gelegt und für weitere 10 Minuten mitgegart. Vor dem servieren mit Petersilie bestreuen. Dazu Kartoffeln.

Zitronenlachs

Sie brauchen:
- 10g Ingwer
- 2 Frühlingszwiebeln
- 3 EL Sojasauce
- 4 EL Zitronensaft
- 1 EL Mirin (japanischer Reiswein)
- 1 EL Sherry o.Ä.
- 1 EL Zucker
- 300 g Lachsfilets

Die Zubereitung:
Den Ingwer schneiden Sie zuerst in dünne Scheiben. Dann putzen Sie die Frühlingszwiebeln und schneiden diese ebenfalls in feine Scheiben. Die Sojasauce, den Zitronensaft, den Mirin, den

Sherry und Zucker mischen Sie zu einer Sauce.
Den Fisch in einen der Gartöpfe legen und mit den
Ingwer- und Zwiebelscheiben belegen. Die Sauce
darüber gießen und für 10 Minuten garen. Dazu
Reis und Salat.

Kräuterthunfisch

Sie brauchen:
- 1 Zwiebel
- 50ml Weißwein
- 200ml Gemüsebrühe
- 1 EL Senf
- frische Kräutermischung
- 2 Thunfischfilets (á 200g)
- 2 EL Zitronensaft
- Salz
- Pfeffer
- Sonnenblumenöl
- Butter

Die Zubereitung:
Die Zwiebel würfeln Sie fein und braten Sie dann in
etwas Öl an. Mit Weißwein ablöschen Die Brühe
und den Senf unterrühren. Für 10 Minuten köcheln

lassen.

Die eine Hälfte der Kräuter hacken Sie derweilen. Die andere Hälfte legen Sie im Boden vom Dampftopf aus. Waschen Sie das Thunfischfilet und tupfen Sie es trocken. Geben Sie ein wenig Zitronensaft, Salz und Pfeffer darüber und legen Sie es dann auf die Kräuter in den Dampfeinsatz. Je nach Dicke des Filetstücks muss der Fisch 10 bis 15 Minuten garen.

Rühren Sie ein kleines Stück Butter in die Sauce und die gehackten Kräuter unter. Würzen sie die Sauce zum Abschluss und halten Sie sie warm. Gießen Sie die Sauce später über den Thunfisch, welchen Sie mit Salat und Kartoffeln servieren können.

Garnelentaschen

Sie brauchen:
- 1 TL geschälte Sesamsaat
- 1 TL Puderzucker
- 4 EL Sojasauce
- 4 TL Fischsauce

- 1 L Limettensaft
- 1 TL geröstetes Sesamöl
- 5g frischen Ingwer
- ¼ rote Chilischote
- 1 Frühlingszwiebel
- 80g Garnelen, (ca. 4 Stück)
- 6 Wan-Tan-Blätter (Asia-Laden)
- Koriandergrün

Die Zubereitung:
Beginnen Sie mit der Sauce, für die Sie den
Sesam in einer Pfanne anrösten. Verrühren Sie ihn
dann mit dem Puderzucker, der Sojasauce, der
Fischsauce und dem Limettensaft. Würfeln Sie
den Ingwer und den Chili sehr fein. Die
Frühlingszwiebel wird geputzt und in feine Ringe
geschnitten. Die Korianderblätter ebenfalls fein
schneiden. Schale und Kopf der Garnelen sollten
bereits entfernt worden sein. Garnelen ordentlich
putzen und waschen. Innereien entfernen und fein
schneiden. Die bisherigen Zutaten mischen und
eventuell nachwürzen.

Legen Sie die Wan-Wan-Blätter aus und geben Sie
auf jedes Blatt einen Teil der Garnelenfüllung.
Dann Ränder befeuchten und Blätter oben

zusammendrücken. Dämpfen Sie die Taschen für 10 Minuten und übergießen Sie sie dann mit der Soja-Saucen-Mischung. Dazu Reis.

Fischpaella

Sie brauchen:
- 200g Tomaten
- 200g Erbsen
- 500g in gemischte Fischfilets (Lachs, Zander, Barsch...)
- 500ml Gemüsesuppe
- 6cl Olivenöl
- 1 gelber Paprika
- 1 roter Paprika
- 2 EL Safran
- etwas Kurkuma
- Salz & Pfeffer
- 3EL Sojasauce
- 2 rote Zwiebeln

Die Zubereitung:
Zuerst die Zwiebeln schälen und fein hacken. Gemeinsam mit dem Reis, dem Kurkuma und dem Safran in einer Pfanne in Olivenöl andünsten.

Danach den Reis mit der Gemüsesuppe ablöschen und in eine ungelochte Schale umfüllen und für 25 Minuten bei 100° dämpfen.

Das Gemüse in mundgerechte Stücke schneiden und in eine gelochte Schale geben und für 10 Minuten bei 100° dämpfen.

Die Fischfilets in ca. 3 cm große Würfel schneiden und mit der Sojasauce in Olivenöl in einer Pfanne anbraten. Noch mit Salz und Pfeffer abschmecken und danach zum Couscous geben und 20 Minuten mitdämpfen.

Zum Anrichten alles zusammen in eine Schüssel geben und gut verrühren. Dann portionsweise auf Tellern anrichten und mit Safranfäden dekorieren.

Hot & Spicy BBQ Ribs

Sie brauchen:
- 12EL Barbecue Sauce
- 2TL Chilipulver
- 2TL Cumin gemahlen
- 3 ganze gepresste Knoblauchzehen
- 1TL Kaffeepulver
- etwas Kräuter der Provence
- etwas Oregano frisch und gehackt
- ein wenig Paprikapulver
- Salz & Pfeffer
- 2-3 Schuss Zitronensaft
- 2 gute Schuss Olivenöl
- 4 Seiten Ripperl

Die Zubereitung:
Als erstes bereiten wir die Marinade für die BBQ
Ribs zu. Dazu verwenden wir das Olivenöl,
Zitronensaft, Cumin, Chilipulver, das Oregano, die
Kräuter, Salz und Pfeffer, die gepressten
Knoblauchzehen, das Kaffeepulver und auch die
Barbecue Sauce. Alles gemeinsam mit einem
Schneebesen in einer Schüssel gut verrühren.

Jetzt die Ripperl nebeneinander auflegen und mit
der Marinade massieren. Danach entweder
vakuumieren oder in Frischhaltefolie einwickeln
und bei 85° 4,5 - 5 Stunden dämpfen.
Danach aus dem Dampfgarer nehmen und mit
Wasser abspülen und aus der Folie nehmen. Jetzt
gleich auf den Griller legen und danach eventuell
nochmal mit der Marinade bestreichen.

Rouladen mit Bandnudeln

Sie brauchen:
- 150g Bandnudeln
- 4 Essiggurken
- 2 Karotten
- 2 Rinderschnitzel
- Pfeffer
- Salz
- 250ml Wasser

Die Zubereitung:
Klopfen Sie das Schnitzel flach. Würzen Sie die
Rinderschnitzel dann mit Salz und Pfeffer. Die
Essiggurken und Karotten schneiden Sie längst

und dünn. Verteilen Sie die Gemüsestreifen auf dem Schnitzel und rollen Sie es zusammen. Setzen Sie die gerollten Schnitzel nun in den Dampfgarer und garen Sie alles für 35 Minuten. Wenn Sie einen Dampfbehälter mit Löchern haben, benutzen Sie diesen für das Fleisch. Besitzen Sie auch einen ohne Löcher, benutzen Sie diesen für die Nudeln. Gießen Sie die Nudeln mit Wasser auf, fügen Sie eine Prise Salz hinzu und dampfen Sie sie für 20 Minuten. Zur Erinnerung: Gedampft wird bei diesem Rezept, wie auch bei allen folgenden immer bei 100°C.

Rinderbraten mit Spargel

Sie brauchen:
- 350g Rinderbraten
- 2 EL Olivenöl
- 200g frischer Spargel
- ½ Zwiebel
- 100g Butter
- 1 TL Mehl
- 1 EL Rahm oder Sahne
- 30ml Balsamico-Essig
- frische Kräuter

* Salz
* Pfeffer

Zubereitung:
Hacken Sie die Kräuter fein und mischen Sie sie
mit ein wenig Salz, Pfeffer und der Butter. Das geht
am besten mit den Händen. Den Spargel schälen
und mit etwas Wasser und einem Stück Ihrer
selbstgemachten Kräuterbutter in den Gartopf
geben und für 10 Minuten garen.
Den Rinderbraten waschen, abtupfen, salzen und
pfeffern. Das Fleisch dann mit Mehl bestäuben. Die
halbe Zwiebel hacken und in einer Pfanne rösten.
Ein wenig Wasser, die Sahne und den Balsamico
zu den Zwiebeln geben. Die Sauce gut salzen und
pfeffern. Legen Sie das Fleisch nun ebenfalls in
einen zweiten Gareinsatz und übergießen Sie es
mit der Sauce. Garen Sie es für 25 Minuten.

Dazu passen Spätzle oder Kartoffeln, welche Sie
ebenfalls im Dampfgarer zubereiten können und
mit der restlichen Kräuterbutter anrichten können.

Putenspießchen

Sie brauchen:
• 2 Paprika
• 250g Putenfleisch
• 2 EL Balsamico-Essig
• 1 TL Butter
• 70ml Hühnersuppe
• ¼ Prise Salz
• ½ TL Tomatenmark
• 1 EL Zucker

Die Zubereitung:
Das Fleisch spülen Sie kalt ab und tupfen es
trocken. Die Paprika wird gewaschen, das
Gehäuse entfernt und und die Paprika dann in
Würfel geschnitten. Nehmen Sie zwei verschieden
farbige Paprika. Anschießend stecken Sie das
Fleisch und die Paprikastücken abwechselnd auf
Holzspieße. Legen Sie die Spieße auf die
Garplatte Ihres Garers und dämpfen Sie sie für 20
Minuten.

Währenddessen geben Sie den Zucker in einen
Topf und erhitzen ihn, bis er karamellisiert ist.

Nehmen Sie den Topf vom Herd und rühren Sie die
Butter und Brühe in das Karamell ein. Weiter
rühren und den Topf für wenige Minuten noch
einmal auf den Herd stellen. Das Tomatenmark
und Balsamico unterrühren und das Ganze zum
Schluss mit Salz abschmecken. Geben Sie dann
die Sauce über die Putenspieße. Servieren Sie die
Spieße mit Reis aus Ihrem Dampfgarer und einem
leichten Salat.

Asiatisches Hühnchen

Sie brauchen:
- 2 Lauchstangen
- 3 Karotten
- 35g frischer Ingwer
- 4 kleine Pak choi (Asia-Laden)
- 2 Stangen Zitronengras
- 2 Limettenblätter
- Korianderstiele
- 500 ml Geflügelfond
- 1 Schalotte
- 2 Hähnchenbrüste
- 2 EL Öl
- 3 EL Sojasauce

- 1 TL brauner Zucker
- 2 TL Limettensaft
- 1 TL Speisestärke
- Pfeffer
- Salz

Die Zubereitung:
Lauch, Karotten, Schalotte und Ingwer putzen und in feine Streifen schneiden. Waschen Sie auch den Pak Choi und lassen Sie ihn abtropfen. Das Zitronengras hacken Sie klein und dampfen es mit den Limettenblättern, dem Koriander und dem Fond auf. Würzen Sie die Hähnchenbrust und braten Sie sie kurz in einer Pfanne an. Dann geben Sie das Gemüse und das Fleisch in den Dampfgarer. Statt mit Wasser, garen Sie Ihre Mahlzeit jedoch mit dem Sud aus Zitronengrass, Limettenblättern, Koriander und dem Fond für 20 Minuten. Zum Schluss noch Sojasauce, Zucker und Limettensaft zugeben. Binden Sie die Sauce mit in ein wenig in kaltem Wasser gelöster Stärke.

Den restlichen Koriander mit den Stielen grob schneiden. Die Hähnchenbrust wird ebenfalls in Streifen geschnitten, wenn Sie gar ist. Alles zusammen auf einem Teller servieren und Koriandergrün darüber streuen. Dazu Reis.

Hühnchen mit Couscous

Sie brauchen:
- ½ EL Butter
- 50g Couscous
- ½ Frühlingszwiebel
- ½ TL gehackte Petersilie
- ¼ TL gemahlener Koriander
- 75 ml Gemüsesuppe
- ½ EL Honig
- 2 Hühnerbrustfilets
- ½ kleine rote Zwiebel
- 1 Knoblauchzehen
- 2 EL Olivenöl
- ½ EL Zitronensaft
- Pfeffer
- Salz

Die Zubereitung:
Der Knoblauch wird gepresst. Mischen Sie dann den gepressten Knoblauch, die gehackte halbe

Zwiebel, Honig, Koriander, Petersilie, Zitronensaft, Olivenöl, Salz und Pfeffer. Mit dieser Mariande bestreichen Sie das Hähnchenfleisch. Lassen Sie das Fleisch in der Marinade liegen und stellen sie es für eine Stunde in den Kühlschrank, damit es ziehen kann. Danach braten Sie das Filet in einer Pfanne mit ein wenig Olivenöl von allen Seiten an. Nehmen Sie das Fleisch heraus und legen Sie es für 20 Minuten in den Dampfgarer. Die Bratensoße wird mit Gemüsebrühe und ein wenig Butter aufgegossen und warm gehalten.

Der Couscous kann ebenfalls im Dampfgarer zubereitet werden. Dazu den Couscous im 1:1 Verhältnis mit Wasser in den ungekochten kleine Behälter & 10 Minuten bei 100 Grad dämpfen. Schneiden Sie während dem Garprozess die Zwiebel in Ringe und mischen Sie sie unter den Couscous, wenn dieser gar ist. Servieren Sie das Hähnchen mit dem Couscous und der Sauce übergossen auf einem Teller.

Putenröllchen mit Spinat

Sie brauchen:

- 250g Blattspinat
- 1 Knoblauchzehen
- 2 Putenschnitzel
- 60g Ziegenkäse
- Pfeffer
- Salz

Die Zubereitung:
Das Schnitzel waschen, abtupfen und dünn klopfen. Den Spinat für drei Minuten in den Dampfgarer geben und anschließend mit Salz, Pfeffer und gehacktem Knoblauch würzen. Der Ziegenkäse wird gewürfelt und unter den Spinat gerührt. Nun bestreichen Sie die Putenschnitzel mit dem Spinat und würzen gegebenenfalls noch mal nach. Rollen Sie das Schnitzel zusammen und stecken Sie es mit einem Zahnstocher fest. Die Putenröllchen werden für 20 Minuten gedämpft.

Schweinefilet in Chinakohl

Sie brauchen:
- 200g Schweinefilets
- 15g frischer Ingwer

- 1 Frühlingszwiebel
- 1 EL gehackte Pistazien
- 4 EL Sojasauce
- 4 große Chinakohlblätter
- 1 EL geröstete Sesamsaat
- Schnittlauch
- Pfeffer

Die Zubereitung:

Das Schweinefilet in sehr kleine Teile schneiden. Der Ingwer wird geschält und fein gehackt. Die Zwiebel putzen Sie und schneiden Sie in dünne Ring. Anschließend den Ingwer, Frühlingszwiebel, Pistazien und 1-2 El Sojasauce zum Schweinefilet geben und alles vermengen. Mit Pfeffer würzen.

Die Chinakohlblätter waschen und den harten Teil herausschneiden. Jetzt geben Sie die Schweinefiletmasse auf die Blätter und verteilen sie möglichst dünn. Rollen Sie das Blatt, wie eine Roulade auf und binden Sie sie mit Schnittlauchhalmen zusammen. Falls das nicht klappt, können Sie auch mit Zahnstochern nachhelfen. Nun dämpfen Sie die Rouladen für 10 Minuten im Dampfgarer. In der Zwischenzeit mischen Sie die Sesamsaat mit der Sojasoße. Die

Soße können Sie später über die Rouladen geben und diese mit Reis servieren.

Schweinegeschnetzeltes mit Pilzen

Sie brauchen:
- 150g Pilze nach Wahl
- 250g Schweinefilet
- ¼ rote Zwiebel
- 60ml Schlagsahne
- 100ml   Weißwein
- ½ EL Mehl
- Petersilie
- Schnittlauch
- Olivenöl
- Pfeffer

Die Zubereitung:
Das Filet schneiden Sie in Würfel und würzen es. Dann legen sie es in den Dampfgarer ohne Löcher im Boden. Weißwein und Mehl vermengen und über das Fleisch gießen. Für 15 Minuten dämpfen. Zwiebel und Petersilie hacken. Die Pilze werden in feine Streifen geschnitten. Pilze, Zwiebel und

Petersilie rösten Sie nun kurz in der Pfanne mit ein wenig Olivenöl an. Die Schlagsahne dazu fügen. Nach 15 Minuten wird die Soße über das Fleisch gegeben und noch einmal für wenige Minuten mitgegart. Mit Kartoffeln oder Reis servieren und mit gehacktem Schnittlauch bestreuen.

Rindsroulade

Sie brauchen:
- 4 Stk. Rindsschnitzel, gut geklopft
- 4 ganze Karotten
- 8 Essiggurken
- 8 Scheiben Räucherspeck
- etwas scharfer Senf
- Salz und Pfeffer
- 1/2l Rindssuppe
- 1/4l Rotwein

Die Zubereitung:
Für die Rindsroulade die geklopften Rindsschnitzel auslegen und leicht Mehlieren. Sowohl die Essiggurken als auch die geschälten Karotten in gleich große Stifte schneiden. Die mehlierten Schnitzel mit etwas Senf bestreichen, auf jedes

Schnitzel 2 Scheiben Speck und die Gemüsestifte
darauf legen. Jetzt einrollen und dabei die Enden
einklappen, sodass eine Art Roulade entsteht. Die
Rouladen dann entweder mit Spießen zustecken
oder mit Schnur zubinden.

Danach die Rouladen in eine gelochte Garschale
legen und diese bei 100° für einige Minuten
dämpfen. Jetzt die Rouladen in eine ungelochte
Schale geben und mit der Suppe und dem Rotwein
aufgießen. Bei 125° für weitere 45 Minuten fertig
garen. Dabei immer wieder die Rouladen mit der
Sauce übergießen.

Sobald sie fertig gedämpft sind noch die Sauce mit
Salz, Pfeffer und etwas Senf abschmecken.
Als Beilage kannst Du entweder Nudeln oder gern
auch Kartoffeln verwenden. Diese kannst Du gleich
wie auch in einem Topf, im Dampfgarer garen.
Sobald alles fertig ist die Rouladen schräg
halbieren und aufgestellt auf einem Teller mit der
gewünschten Beilage anrichten. Noch die Sauce
über die Roulade gießen und eventuell einen
Thymian oder Rosmarinzweig drüber, fertig.

Salzburger Tafelspitz

Sie brauchen:
• 4 ganze Karotten
• 1/2 Sellerieknolle
• 1/2 Stange Lauch
• 1 Bund Petersilie
• 50g Petersilienwurzel
• Salz & Pfeffer
• Wacholderbeeren
• Pfefferkörner
• 3-4 Lorbeerblätter
• 1kg Tafelspitzfleisch

Die Zubereitung:
Für die Zubereitung von einem Tafelspitz eignet
sich der Dampfgarer optimal!
Als Beilage kann ich Dir sowohl Bratkartoffel,
Cremespinat, Semmelkren oder auch Apfel-
Blaukraut empfehlen.
Zu Beginn das ganze Gemüse schälen und sauber
waschen. Danach in feine Stifte schneiden und
beiseite legen.
Das Fleisch kalt abspülen und danach
trockentupfen. Mit Salz und Pfeffer gut würzen.
Danach das Fleisch gemeinsam mit dem Gemüse,

den Pfefferkörnern und den Lorbeerblättern in eine ungekochte Garschale geben, noch ein wenig salzen und mit etwas Wasser aufgießen. Jetzt bei 100° für gut 1,5 Stunden garen.

Nun kannst Du Dich um die Beilage kümmern. Eventuell kannst Du sie im Dampfgarer für die Restzeit mit dämpfen.

Sobald das Fleisch fertig gegart ist, kannst Du es aus dem Dampfgarer holen und entgegen der Fleischfaser in feine Scheiben schneiden.
Beim Anrichten darauf achten, dass Du über das Fleisch noch etwas von dem entstandenen Saft und den mitgegarten Gemüsestiften gießt.
Die Beilage(n) noch mit am Teller anrichten und mit reichlich gehackter Petersilie anrichten.

Gefüllte Putenbrust

Sie brauchen:
- 450g Blattspinat
- 4 Knoblauchzehen
- 150g gewürfelter Feta
- 40g Sauerrahm

- Salz & Pfeffer
- 1 kräftiger Schuss Orangensaft
- 4 Stengel Rhabarber
- 4 Putenbrust-Schnitzel

Die Zubereitung:
Für die Fülle den Blattspinat gut abwaschen und in
eine gelochte Schale geben. 5 Minuten bei 100°
dämpfen und danach in eine Schüssel geben, die
Knoblauchzehen hineinpressen und mit
Orangensaft, Salz und Pfeffer abschmecken.
Den gewürfelten Feta unter den Spinat rühren und
portionsweise auf die Putenschnitzel geben.
Danach die Schnitzel einrollen und mit einer
Schnur zusammenbinden oder mit Spießen
zusammenstecken. Jetzt noch salzen und die
gefüllten Putenbrüste in eine gelochte Schale
geben und für ca. 30 Minuten bei 100° gar
dämpfen.
Als Beilage bietet sich entweder ein Rucola Salat
mit Cranberries, Orangenscheiben und
Pinienkernen an oder auch Nudeln.
Die Nudeln kannst Du laut Packungsbeilage im
Dampfgarer gleich kochen wie am Herd.

Hähnchen mit Couscous

Sie brauchen:
- 150g Couscous
- 2 ganze Frühlingszwiebeln in Ringe geschnitten
- 1 Bund gehackte Petersilie
- etwas gemahlener Koriander
- 200ml Gemüsesuppe
- 2EL Honig
- 1 rote Zwiebel, klein würfelig geschnitten
- 3 Knoblauchzehen
- 10cl Olivenöl
- 6cl Zitronensaft
- 4 Hühnerbrustfilets
- etwas Butter

Die Zubereitung:
Zuerst die Knoblauchzehen pressen und gemeinsam mit den würfeligen Zwiebeln, dem Honig, dem Koriander, etwas gehackter Petersilie, dem Zitronensaft, 6cl Olivenöl, Salz und Pfeffer zu einer Marinade verarbeiten.
Danach die Hühnerbrustfilets mit der Marinade einreiben, auf ein Teller legen und mit Frischhaltefolie bedecken. Jetzt ab damit in den Kühlschrank für 2-3 Stunden.

Die marinierten Hühnerfilets in Olivenöl in einer Pfanne scharf anbraten. Dabei kannst Du gerne frische Rosmarinzweige mitbraten für einen mediterranen Geschmack. Nachdem Du sie kurz von allen Seiten angebraten hast, nimmst Du sie aus der Pfanne und legst Sie in eine ungelochte Schale. Jetzt bei 100° für weitere 20 Minuten im Dampfgarer gar dämpfen.

Den Rückstand vom Braten fügst Du jetzt noch etwas Butter bei, und gießt es mit der Gemüsesuppe auf.

Jetzt den Couscous noch zubereiten und die geschnittenen Frühlingszwiebeln unter den Couscous mischen.

Abschließend das Hähnchen schräg halbieren und gemeinsam mit dem Couscous anrichten. Noch mit Sauce übergießen und servieren.

Klassischer Kalbstafelspitz

Sie brauchen
- Wurzelwerk:
- Lauch, Karotten, Sellerie, Zwiebel und gelbe Rüben
- 1/4l trockener Weißwein

- 1/4l Wasser
- 1kg. Kalbstafelspitz
- Salz & Pfeffer
- Wacholderbeeren
- Loorbeerblätter

Beilagen
- Blumenkohl
- Zuckererbsenschoten
- Karotten
- Sellerie

Zubereitung
Wurzelwerk waschen, schälen und Julienne schneiden. In einen Behälter geben und mit dem Wasser und dem Wein aufgießen - Es sollte nicht mehr als 1/2l Flüssigkeit sein! Das Fleisch in einen Lochbehälter geben und über das Wurzelwerk mit der Flüssigkeit einschieben. Bei 120° für ca. 1 Stunde garen.
Pro 500g Fleisch ca. 30 Minuten Garzeit rechnen. Falls Sie Ihren Tafelspitz gerne rosa haben möchten, senken Sie die Temperatur auf 90°. Dabei müssen Sie etwas mehr Garzeit rechnen - Sanftgaren!

Beilagen
Die Beilagen vorbereiten und passend von der Garzeit dazu schieben. Zum Beispiel Blumenkohlröschen 100° für 6 Minuten. Zuckererbsenschoten, Karotten und Sellerie in feinen Streifen bei 100° für 2 Minuten.

Garzeit und Temperatur
1. Schritt - bei 100° 60 Minuten
2. Schritt - unterschiedlich; bei 100° 6 bzw. 2 Minuten

Hähnchenbrustfilet an Fruchtsauce

Sie brauchen
- 2-3 Hähnchenfilets
- 1/8l Wasser
- 1EL scharfer Senf
- etwas Orangensaft
- reichlich Currypowder
- nach Bedarf Mondamin Fix
- 1 Mango
- 100ml Sauerrahm
- Salz & Pfeffer

* Kurkuma

Beilagen
* Broccoli
* Zuckererbesenschoten

Zubereitung
Die Hähnchenfilets putzen, salzen und in einen gelochten Behälter legen und in den Dampfgarer schieben. Die Mango schälen und mit einem Messer vom Stein lösen. Danach in kleine Würfel schneiden und etwa 1/3 davon in den Saucenbehälter geben. Den Rest vorerst beiseite legen.
Die restlichen Zutaten in einem Behälter miteinander gut mischen und unter die Hähnchenfilets einschieben.
Alles zusammen bei 140° für 15 Minuten garen.
Die Saucengrundlage nach dem Garen gut durchrühren und mit Sauerrahm verfeinern. Die restlichen Mangowürfel in die fertige Sauce geben und gut untermischen.

Beilagen
Die Beilagen vorbereiten und passend von der Garzeit dazu schieben. Zum Beispiel

Blumenkohlröschen 100° für 6 Minuten.
Zuckererbsenschoten und Karotten in feinen
Streifen bei 100° für 2 Minuten. Dazu passt, je
nach Jahreszeit, zum Beispiel Quinoa, Reis und
Gemüse der Saison.

Garzeit und Temperatur
1. Schritt - bei 100° 15 Minuten
2. Schritt - unterschiedlich; bei 100° 6 bzw. 2
Minuten

Champignon-Gulasch mit Fleischbällchen

Sie brauchen
- 500g Kalbsgulasch
- 1 rote Zwiebel, gehackt
- 300g Schinken, groß gewürfelt
- 350g Champignon weiß
- 350g Champignon braun
- Kräuter der Provence
- Salz & Pfeffer
- Thymian
- Koriander

- etwas Kardamom

Hackfleischbällchen
- 200g Hackfleisch gemischt
- 1 Ei
- 1/8l Sherry
- 3-4 EL schwarzer Balsamico

Beilagen
- Wildreis
- Bandnudeln

Zubereitung
Die Zutaten für das Gulasch zusammen in einen
Behälter verteilen und gut würzen. Die Zutaten für
die Fleischbällchen zu einem Hackfleischteig
verarbeiten, abschmecken und davon kleine
Knödel formen. Diese Knödel dann in der
Fleischpfanne obenauf verteilen.
Als Beilage eignen sich perfekt, Bandnudeln,
Wildreis oder ein weißes Baguette.

Garzeit und Temperatur
1. Schritt - bei 100° und 100% Feuchte 20 Minuten
2. Schritt - bei 190° und 50% Feuchte 10 Minuten

Osso-Bucco Speciale

Sie brauchen
- 4-6 Kalbshaxenscheiben
- 1 Dose passierte Tomaten
- 3EL Tomatenmark
- 1 rote Zwiebel
- 1 große Gelbe Karotte
- 100g Sellerie
- 2 Knoblauchzehen
- Salz & Pfeffer
- 1/4l Weißwein trocken
- 3EL Sardellenpaste
- der Saft einer Zitrone
- Oregano
- etwas frische Rosmarin

Zubereitung
Die Kalbshaxen in Mehl wenden. Die passierten
Tomaten in einem Behälter verteilen. Die Zwiebel
fein hacken und zusammen mit dem
Tomatenmark und der grob geschnittenen
Gelben Karotte und dem Sellerie ebenfalls in den
Behälter. Das Fleisch obenauf legen und mit
Rosmarin, Oregano, Salz & Pfeffer würzen.
Garzeit und Temperatur

1. Schritt - bei 100° und 100% Feuchte 20
Minuten
2. Schritt - bei 190° und 50% Feuchte 20 Minuten

Nach dieser Garzeit das Fleisch wenden, und mit
dem Weißwein abgießen, die restlichen Zutaten
dazugeben, und das Gemüse vorsichtig
umrühren. Die Restgarzeit:
Garzeit und Temperatur
1. Schritt - bei 190° und 50% Feuchte 20 Minuten
2. Schritt - bei 100° und 100% Feuchte 10
Minuten

Danach alles abschmecken und mit Petersilie
und Zitrone garnieren. Nochmals gut
durchrühren, abschmecken und in einer flachen
Schüssel, oder idealerweise auf einem
Pastateller anrichten. Als perfekte Beilage eignet
sich am besten Ciabatta.

Bayrischer Schweinekrustenwammerl mit Bretzenfüllung

Sie brauchen
- 1-1,5kg mageres Schweinewammerl mit Kruste ohne Rippen (am besten vom Metzger eine Tasche zum befüllen einschneiden lassen)
- Wurzelwerk (Gelbe Rüben, Karotten, Zwiebel, Sellerie, Lauch und Knoblauch)
- Salz & Pfeffer

Füllung
- 4 Brezeln vom Vortag
- 1/8l lauwarme Milch
- 1/2 Zwiebel, gehackt
- 2 Eier
- frische Petersilie
- Salz & Pfeffer
- geriebene Muskatnuss
- Kümmel

Zubereitung
Die Brezeln in kleine Stücke schneiden und in einer Schüssel mit der Milch übergießen. Das Ganze für 10 Minuten einweichen lassen. Den Rest der Zutaten dazugeben und gut miteinander

vermengen und abschmecken. Mit dieser Füllung das den Schweinebraten füllen. Danach entweder zunähen oder mit einem Spieß gut zustecken und abwürzen. Das Wurzelwerk mit der Hautseite nach oben in Behälter geben und rund um das Fleisch für die Sauce verteilen.

Garzeit und Temperatur
1. Schritt - bei 100° und 100% Feuchte 30 Minuten
Die entstehende (fette) Flüssigkeit abgießen, die aufgedämpfte Hautseite rautenförmig einschneiden und mit einem ordentlichen Schuss Dunkel-Bier übergießen. Danach noch mit Kümmel und Majoran bestreuen und nochmals garen.

Die Restgarzeit:
Garzeit und Temperatur
1. Schritt - bei 190° und 60% Feuchte 30 Minuten
2. Schritt - bei 165° und 60% Feuchte 35 Minuten
Den Kerntemperaturfühler auf 80° setzen.

Die Kruste zum Ende der Garzeit nochmals mit Bier übergießen und weitere ca. 10 Minuten auf 200° Grillen mit Heißluft schalten zum „rösch werden". Als perfekte Beilagen eignen sich

Serviettenknödel, Blaukraut, Kartoffelknödel und
Sauerkraut.

Entenbrust „Honey-Style"

Sie brauchen
- 2 Entenbrustfilets
- 1/2 pro Portion
- 1/8l Madeira
- etwas Creme-Honig
- etwas schwarzer Balsamicoessig
- Salz & Pfeffer

Zubereitung
Die Entenburstfilets mit der Hautseite nach untern
in einen Behälter geben und mit Salz & Pfeffer
würzen. Danach einschieben für den ersten
Garvorgang:
Garzeit und Temperatur
1. Schritt - bei 100° und 100% Feuchte 20 Minuten

Die ausgetretene fette Flüssigkeit komplett
abgießen! Jetzt die Filets wenden sodass die
Hautseite nach oben zeigt. Die Haut mit Creme-
Honig bestreichen und mit Salz & Pfeffer würzen.

Den Madeira in dem Behälter eingießen und fertig braten lassen, bis eine schöne Bräune erreicht ist.
Die Restgarzeit:
Garzeit und Temperatur
1. Schritt - bei 190° und 60% Feuchte 20 Minuten

Den Saucenfond, der jetzt entstanden ist, anschließend auf dem Kochfeld etwas eindicken (Mondamin), einen guten Schuss Balsamicoessig dazugeben, abschmecken und gut heiß servieren.
Als Beilagen eignen sich dazu:
Semmelknödel - 90° und 15 Minuten
Wirsingreisbällchen - 100° und 20 Minuten
Rosenkohl - 100° und 6 Minuten
Blaukraut - 100° und 15 Minuten

Gedämpfte Hühnerkeulen mediterran

Sie brauchen
- 4 Stk. Hühnerkeulen
- 1 Melanzzani
- 1 Zucchini
- 1 Paprika rot
- 1 Zwiebel rot
- Salz & Pfeffer

Für die Marinade
- 1EL Zitronensaft
- 3EL Olivenöl
- etwas Chili
- Thymian
- 2 Rosmarinzweige
- Salz & Pfeffer

Zubereitung
Den Dampfgarer auf 100°C vorheizen.
Für die Marinade die Zutaten mischen.
Die Hühnerkeulen putzen, trocken tupfen, mit
Marinade einstreichen und auf ein ungelochtes
Blech legen.
30 Minuten dämpfen.
Danach das gewürfelte Gemüse dazulegen,
restliche Marinade angießen und weitere 12
Minuten dämpfen.

Gefüllte Hühnerbrust

Sie brauchen
- 2 Stück Hühnerbrustfilet à 200g
- 50g Ruccola
- 1 rote Zwiebel

- 4 Scheiben Serranoschinken
- 1 Zweigerl Rosmarin
- 1 Pkg. Feta
- Salz & Pfeffer

Kräutersalat
- 2 Salatzherzen
- 1 Radiccio
- 10 Blatt Basilikum
- 10 Blatt Minze
- 1 Bund Schnittlauch
- 3EL Olivenöl
- 1 Zitrone
- 2EL Balsamico-Essig
- Kräuter (Kerbel, Kresse, Majoran, Estragon…)
- Salz & Pfeffer

Zubereitung

Für die gefüllte Hühnerbrust zunächst die Hühnerbrustfilets kurz mit kaltem Wasser waschen und trockentupfen. Dann der Länge nach bis über die Mitte aufschneiden und aufklappen. Die Innenseite mit etwas Salz würzen.

Nun den Ruccola waschen und zurecht schneiden. Die rote Zwiebel schälen und in feine Ringe schneiden. Rosmarin abzupfen und grob hacken.

Alle Zutaten in einer Schüssel zusammen mischen und den griechischen Schafskäse darüber verteilen.
Anschließend die Hühnerbrusttaschen mit der Masse befüllen, zusammenklappen und jeweils mit 2 Scheiben Schinken umwickeln und für ca. 15-20 Minuten im den Dampfgarer gar werden lassen.

Kräutersalat
Salate waschen und in Mundgerechte Stücke zupfen. Die Kräuter von den Stielen entfernen, Schnittlauch hacken und über die Blattsalate verteilen. Die Zitrone pressen. Aus Olivenöl, Balsamico-Essig und Zitronensaft eine Marinade zubereiten, mit Salz und Pfeffer würzen und mit dem Salat vermengen.Die gefüllte Hühnerbrust mit dem Kräutersalat servieren.

Tipp
Für die gefüllte Hühnerbrust kann die Füllung nach Belieben abgeändert werden. So kann beispielsweise der Rucola durch frischen Blattspinat oder der Schafskäse durch Mozzarella ersetzt werden.

Gemüselasagne

Sie brauchen:
- 350g Brokkoli
- 250g Zucchini
- 130g geriebener Bergkäse
- 6 Karotten
- 1 ganze Stange Lauch
- 400g Mozzarella
- 100g geriebener Parmesan
- 2 Gläser Tomatensauce püriert
- 600g Lasagneblätter
- 4cl Olivenöl
- Salz & Pfeffer

Zutaten für die Bechamel:
- 20g Butter
- 2 Knoblauchzehen
- 4EL Mehl
- 1l Milch
- 1TL Oregano
- Salz & Pfeffer

Die Zubereitung:
Zuerst den geriebenen Käse in einer Schüssel vermischen. Jetzt das Gemüse waschen und schälen und den Brokkoli in Röschen zupfen. Den Lauch in feine Ringe Schneiden und die Karotten in feine Stifte schneiden.
Sämtliches Gemüse zusammen für kurze Zeit blanchieren danach abgießen und kurz in einer heißen Pfanne mit etwas Olivenöl anbraten. Noch die Tomatensauce eingießen, abschmecken und kurz köcheln lassen.

Für die Béchamel als erstes die Milch erwärmen. Die handwarme Butter und das Mehl gemeinsam glatt rühren und unter ständigem rühren die heiße Milch eingießen.
Das ganze jetzt noch ein paar Minuten köcheln lassen und mit den Gewürzen abschmecken.
Jetzt in eine ungelochte ausgefettete Schale die ersten Lasagneblätter einlegen und mit dem Gemüse belegen. Darüber eine Schicht Béchamel und reichlich geriebener Käse. Diesen Vorgang solange wiederholen bis alle Zutaten aufgebraucht sind.

Danach die Lasagne für rund 45 Minuten bei 175°

im Kombi-Dämpfer bei Heißluft fertig backen.

Zum servieren auf einem Teller platzieren und vielleicht noch einen Klecks Crème fraîche und einige frisch gehackte Kräuter drüber.

Lachs-Fettuccine und Gemüse

Sie brauchen
- 500g Fettuccine, vorgekocht
- 125ml Schlagobers
- 3EL Crème Fraiche
- 125g Lachsfilet
- 2 Karotten
- 1 Zucchini
- 2 Tomaten
- etwas Petersilie
- Oregano
- Salz & Pfeffer

Zubereitung
Die Fettuccine vorkochen, in einen ungelochten Garbehälter geben und etwas auflockern. Die Karotten Julienne schneiden. Zucchini in kleine Würfel schneiden. Die Tomaten und den Lachs

ebenfalls würfeln. Alle Zutaten, samt geschnittener Petersilie auf den Nudeln verteilen. Etwas Schlagobers und Creme fraiche dazugeben und mit Salz, Pfeffer und mit Oregano würzen.

Temperatureinstellung: 100° C
Garzeit: 4 Minuten
Nach Ende der Garzeit die Nudeln gut durchmischen, und eventuell nochmals nachwürzen. Auf vorgewärmten Tellern servieren und mit frischer Petersilie und Pfeffer aus der Mühle bestreuen.
Als Beilage empfehlen wir einen gemischten Salat.

Forellenfilet mit Gemüsespaghetti

Sie brauchen
- 350g Spaghetti
- 3 Zucchini
- 3 Karotten
- 5EL Parmesan gerieben
- frische Kräuter
- 4 Forellenfilets
- Salz & Pfeffer

Zubereitung

Die Spaghetti al dente kochen. Gemüse waschen, putzen und hauchdünne Streifen abziehen oder in Stifte schneiden.

Die Forellenfilets mit Zitronensaft parfümieren und salzen (eventuell grobes Salz verwenden). Auf eine Klarsichtfolie geben und diese dann in ein gelochtes Blech legen.

Das Gemüse ebenfalls in einen gelochten Behälter geben und bei 120 ° 3 Minuten dämpfen. Dann mit den Spaghetti und dem Parmesan in einem ungelochten Behälter mischen und auch die feingehackten frischen Kräuter drüber streuen.

Die Forellenfilets bei 100° einige Minuten dämpfen. Nach 2 Minuten die Gemüsespaghetti in den Dampfgarer dazugeben und noch wärmen.

Auf vorgewärmten Tellern die Gemüsespaghetti anrichten und die Forellenfilets darauf geben.

Tipp

Spaghetti können auch im Dampfgarer gegart werden.

Hier ist wichtig dass die Spaghetti in einem möglichst breiten Behälter gegart werden, mindestens 4 cm mit Wasser bedeckt sein und sie

sollten nicht zu viel übereinander liegen da sie
sonst verkleben.
Die Garzeit entspricht dem Packungshinweis.

Gemüsenudeln

Sie brauchen
- 300g Nudeln nach Wahl (Farfalle, Makkaroni…)
- 200g Schlagobers
- 800ml Gemüsebrühe
- 150g Schinken
- 1/2 Stange Lauch
- 150g geriebener Mozzarella
- 150g Gemüse der Saison
- 1 Bund Petersilie
- 1EL Senf
- Salz & Pfeffer

Zubereitung
Die nicht gekochten Nudeln in einen ungelochten
Behälter geben. Schinken und Lauch würfelig
schneiden und mit Käse, Gemüse und gehackter
Petersilie den Nudeln unterheben.
Das Schlagobers mit Salz, Pfeffer und etwas Senf
mischen und gemeinsam mit der Gemüsesuppe zu

den vorbereiteten Zutaten geben. Alles gut
vermischen und gut umrühren damit sich alle
Zutaten mit der Sauce verbinden.
Im Dampfgarer bei 120° dämpfen. Die Zeit richtet
sich nach der Art der Nudeln. Am besten man hält
sich an die Empfehlung auf der Nudel-Packung.
Während des Dämpfens einige Male alles gut
durch mischen, damit die Nudeln nicht verkleben.
Auf Tellern anrichten. Dazu passen optimal Salate.

Spaghetti mit Gorgonzola-Basilikum-Sauce

Sie brauchen
- 300g Spaghetti
- 500g Brokkoli (kleine Röschen)
- 200g Gorgonzola
- 200ml Schlagobers
- 2EL Parmesan gerieben
- 1 Bund Basilikum (fein geschnitten)
- 1 Stück Paprika rot
- Salz & Pfeffer

Zubereitung
Für die Spaghetti mit Gorgonzola-Basilikum-Sauce
die Spaghetti al dente kochen, abgießen und gut

abtropfen lassen. Brokkoli im Dampfgarer bei 120° für rund 4 Minuten garen. Gorgonzola mit Schlagobers in einem kleinen Topf erhitzen und glatt rühren. Die Sauce unter ständigen Rühren erhitzen, bis der Käse schmilzt. Dann die Gorgonzolasauce mit dem Handmixer aufschlagen. In einer vorgewärmten Schüssel die Spaghetti mit Brokkoli, Gorgonzolasauce, Parmesan und Basilikum vermischen. Die Spaghetti mit Salz und Pfeffer abschmecken. Spaghetti mit Gorgonzola-Basilikum-Sauce anrichten und mit Paprikastreifen und Basilikumblättchen garnieren.

Tipp
Garzeiten Dampfgarer:
Einstellung Garen Gemüse 100°C
Garzeit 5 Minuten

Curry-Kürbis-Kichererbsen Versuchung

Sie brauchen:
- 2EL Currypowder
- 1TL Kurkuma
- 150ml Gemüsesuppe
- 1kg Kürbis
- 450g Kichererbsen
- der Saft einer Limette
- 450g Feta Käse
- 10cl Weißwein (Grüner Veltliner)
- Salz & Pfeffer
- 1 Chilischote

Die Zubereitung:
Die Kichererbsen gut abspülen und abtropfen lassen.
Den Kürbis schälen und die Kerne herauskratzen (am besten mittels Löffel). Die Frucht selber in mundgerechte Stücke schneiden und mit Salz, Pfeffer, Kurkuma und Currypowder würzen und in eine ungekochte Schale geben. Das Ganze dann mit mit der Suppe übergießen und rund 15 Minuten

bei 100° dämpfen, bis die Stücke zwar noch
bissfest aber schön weich sind.
Gut ein Drittel des Gemüse wird als nächstes zu
einem Püree verarbeitet. Das Püree im Anschluss
mit dem restlichen Gemüse, dem Weißwein und
den Kichererbsen in eine ungelochte Schale
zurück und für weitere 7 Minuten bei 100°
dämpfen.

Abschließend nochmals ordentlich mit Salz,
Pfeffer, Kurkuma, Currypowder und einem guten
Schuss Limettensaft abschmecken und in einem
tiefen Teller anrichten.
Über das Curry noch den Feta Käse zerbröseln
und nach Wunsch mit Reis, Nudeln oder gern auch
mit einer Scheibe Weißbrot servieren.
Für etwas mehr Schärfe eignet sich die
Chilischote. Diese fein hacken und über das Curry
verteilen.

Hirsegnocchi auf Gemüse-Chili-Ragout

Sie brauchen:
• 150g Blattspinat
• 40g Semmelbrösel

- 3 Eier
- 1/4l Gemüsesuppe
- 65g Haferflocken
- 140g Hirse
- 140g Topfen
- 1 Prise Muskatnuss
- etwas Kardamom
- 1 Schuss Zitronensaft
- Salz & Pfeffer

Zutaten für das Ragout:
- 1 ganze Chilischote
- 6cl Olivenöl
- 1 Paprika gelb
- 1 Zucchini
- 3 Tomaten
- 2 Schalotten
- 2 Knoblauchzehen
- 1/8l Rotwein
- Salz & Pfeffer
- 1 Bund Petersilie

Die Zubereitung:
Zu Beginn die Hirse heiß abspülen und in eine ungelochte Schale geben. Dann mit der

Gemüsesuppe übergießen und salzen. Jetzt die Hirse in der Suppe für eine viertel Stunde bei 100° dämpfen.
Den Topfen und die Eier zu einer Masse verarbeiten und mit Kardamom, Muskatnuss und Salz abschmecken. Jetzt unter ständigem Rühren die Haferflocken und die Semmelbrösel einrieseln lassen.

Den Blattspinat sauber waschen, mundgerecht schneiden und blanchieren. Danach in die Masse einarbeiten, noch einen Schuss Zitronensaft und etwas Olivenöl dazu und kurz ziehen lassen.
Nach ein paar Minuten aus der Masse Gnocchi formen und diese in eine gelochte und geölte Schale legen. Jetzt für 12 Minuten bei 100° im Dampfgarer garen.

Für das Gemüse-Chili-Ragout als erstes die Tomaten blanchieren, häuten und die Kerne heraus nehmen. Danach in kleine Würfel schneiden.
Ebenfalls die Paprika und die Zucchini zuerst waschen und dann in gleich große Würfel wie die Paprika schneiden.
Die Knoblauchzehen zum Gemüse pressen und einen Spritzer Zitronensaft darüber geben.

Jetzt noch die Schalotten fein hacken und in einer Pfanne mit Olivenöl glasig werden lassen. Währenddessen die Chilischote entkernen und in feine Ringe schneiden und gemeinsam mit dem restlichen Gemüse in der Pfanne anbraten.

Zum Ablöschen verwenden wir am besten 1/8l Rotwein. Noch ein paar Minuten einkochen und nach Bedarf noch etwas Rotwein nachgießen. Nach dem eingießen des Rotwein noch mindestens für 7-10 Minuten einkochen.

Jetzt das Ragout auf einem Teller als eine Art Spiegel anrichten und die Hirse-Gnocchi darüber platzieren. Noch mit reichlich gehackter Petersilie bestreuen und servieren.

Ratatouille

Sie brauchen:
- 1 Aubergine
- 1 Zucchini
- 1 gelbe Paprika
- 100g Tomaten
- ½ Zwiebel

- 50ml Tomatenketchup
- 1 EL Tomatenmark
- 1 Knoblauchzehe
- 1 EL Kräuter der Provence
- frischer Thymian
- Salz
- Pfeffer

Die Zubereitung:

Waschen Sie das Gemüse und würfeln Sie es. Geben Sie es dann in einen Dampfgartopf. Fügen Sie Salz, Pfeffer, Thymian und die übrigen Kräutern zum Gemüse dazu und mischen Sie es durch. Garen sie das Gemüse für 15 bis 20 Minuten.

Tofu mit Pilzen

Sie brauchen:
- 2 getrocknete Shiitake-Pilze (Asia-Laden)
- 40g frische Shiitake-Pilze
- 1 Frühlingszwiebel
- 1 EL Zitronensaft
- 3 EL Sojasauce
- 1 TL Reisessig
- 1 EL Mirin (japanischer Reiswein)

- 2 EL schwarze Bohnen
- Tofu (ca. 200g)
- 1 TL helle Sesamsaat
- ½ TL Sesamöl
- 1 TL Zucker
- Salz
- Pfeffer

Die Zubereitung:
Weichen Sie die getrockneten Shiitake-Pilze für
eine halbe Stunde in einem Wasserbad ein.
Schütten sie das Wasser hinterher nicht weg.
Drücken Sie das Wasser aus den Pilzen und
schneiden Sie sie in Scheiben. Die frischen Pilze
putzen und ebenfalls in Scheiben schneiden, die
Zwiebel in Ringe.

50ml von dem Wasser, in dem Sie die Pilze
eingeweicht hatten, mischen Sie jetzt mit
Zitronensaft, Sojasauce, Reisessig, Mirin, Sesamöl
und Zucker. Würzen Sie die Sauce mit Salz und
Pfeffer und mischen Sie die schwarzen Bohnen
unter. Den Tofu halbieren Sie, legen ihn in den
Dampfgarer und verteilen die Frühlingszwiebeln
und Pilze darüber. Die Sauce darüber gießen. Die
Mahlzeit für 10 Minuten garen. Währenddessen

den Sesam in einer Pfanne rösten und diesen am
Schluss über den Tofu streuen. Dazu passt wie
immer Reis.

Käse-Strudel

Sie brauchen:
• 4 TK Strudelteigblätter
• 2 Zwiebeln
• 70g Butter
• 100g Feldsalat
• 150g Endiviensalat
• 20g Bergkäse
• 250g Schichtkäse
• 2 Eigelb
• Muskat
• Schnittlauch
• Salz
• Pfeffer

Die Zubereitung:
Den Teig lassen Sie auftauen. Die Zwiebeln
schälen und würfeln Sie. Geben Sie Butter in einen
kleinen Topf und kochen Sie die Zwiebeln darin für
10 Minuten. Feld- und Endiviensalat waschen und

putzen, die Endivienblätter klein zupfen. Bergkäse entrinden und fein reiben. Nun mischen sie den Schichtkäse mit den Zwiebeln, dem geriebenen Käse, dem Eigelb, Salz, Pfeffer und Muskat. Rühren Sie alles glatt.

Legen Sie ein Teigblatt vor sich und bepinseln Sie es mit etwas Öl oder weicher Butter. Schneiden Sie den Teig in gleich große Quadrate. Dann verteilen Sie die Schichtkäse-Mischung darauf. Formen Sie aus dem Teig kleine Päckchen, mit denen Sie die Mischung umschließen. Legen Sie Backpapier in den Dampfgarer, stechen Sie ein paar Löcher rein und streichen Sie ein wenig Öl darauf. Jetzt legen Sie die Päckchen in den Dampfgarer und dämpfen Sie für 20 Minuten,

Den Salat würzen. Restliche Zwiebelbutter darüber geben. Den Schnittlauch in Ringe schneiden. Päckchen auf den Salat setzen und mit Schnittlauch bestreuen.

Spinat-Schafskäse-Auflauf

Sie brauchen:
- 1 Ei
- 1 Lasagneplatte
- 1 Knoblauchzehe
- 125ml Sauerrahm
- 125g Schafskäse
- 200g TK-Blattspinat
- ½ Zwiebel
- Pfeffer
- Salz
- Petersilie

Die Zubereitung:
Lassen Sie den Spinat vollständig auftauen.
Hacken Sie die Zwiebeln und Petersilie, pressen
Sie den Knoblauch und mischen Sie alles mit dem
Rahm, dem größten Teil vom Schafskäse und dem
Ei. Salzen und pfeffern Sie die Masse. Pinseln Sie
den Boden des Gartopfes mit Öl ein und legen Sie
eine Schicht Lasagneplatten hinein. Dann verteilen
Sie einen Teil der Spinat-Käse-Mischung darauf,
dann wieder eine Schicht Lasagneplatten und so
weiter. Zum Schluss zerbröseln Sie den restlichen

Schafskäse über dem Auflauf. Das ganze für eine halbe Stunde garen.

Spagetti Gorgonzola

Sie brauchen:
- 1 Brokkoli
- 50mg geriebener Parmesan
- 100g Gorgonzola
- 125 ml Schlagsahne
- 200g Spaghetti
- frischer Basilikum
- Salz
- Pfeffer

Die Zubereitung:
Die Spaghetti kochen oder garen. Den Brokkoli zerkleinern Sie inzwischen und garen ihn für 5 Minuten im Gartopf. Die Sahne in einen heißen Topf geben und den Gorgonzola hinein bröseln. Alles salzen und pfeffern und den Käse im Topf schmelzen lassen. Spaghetti, Broccoli, Sauce und Parmesan mischen und mit Basilikum bestreuen.

Gemüsegratin

Sie brauchen:
- 150g Kartoffeln
- 150 g Rote Beten
- ½ Blumenkohl
- ½ Romanesco
- 100g Butter
- 20g Schalotten
- 70ml Weißwein
- 2 EL Weißweinessig
- 2 Eigelb
- 5g Tomatenmark
- 50g geriebener Gouda
- frischer Estragon
- Salz
- Pfeffer

Die Zubereitung:
Blumenkohl und Romanesco in Röschen teilen und waschen. Mit den Kartoffeln im Gartopf für 15 Minuten dämpfen. Anschließend pellen und halbieren. Die rote Bete zeitgleich für eine halbe Stunde garen, ebenfalls pellen und in große Stücke schneiden.

Während das Gemüse gart, erhitzen Sie Butter in einem Topf. Den Estragon hacken, mit den Schalotten, Weißwein, Essig und Pfefferkörnern in den Topf geben und köcheln lassen. Zerlassene Butter und Eigelb verrühren. Tomatenmark hinzufügen und salzen. Das gesamte Gemüse in eine Auflaufform geben, die Sauce darüber gießen, mit Gouda bestreuen und für 40 Minuten in den Backofen bei mittlerer Hitze schieben, bis die Käsekruste goldgelb ist.

Kartoffelgratin mit Pilzen

Sie brauchen
- 750g Kartoffel
- 300g Austernpilze
- 100g Blattspinat
- 100g Rohschinken
- 100g Blauschimmelkäse
- Salz & Pfeffer
- einige Pinien- und Kürbiskerne
- etwas geriebener Parmesankäse

Zubereitung
Die Kartoffel waschen und schälen und in dünne

Scheiben hobeln. Die Austernpilze putzen und zerkleinern. Den Spinat ebenfalls waschen und gut abtropfen lassen. Den Rohschinken würfeln und den Blauschimmelkäse ebenfalls klein schneiden. Danach alles zusammen in eine Gratinform nach einem Muster einschichten und die Kerne darüber streuen. Den Parmesan ebenfalls darüber verteilen.
Dazu schmeckt sehr lecker ein frischer Tomatensalat.

Garzeit und Temperatur
1. Schritt - bei 100° und 100% Feuchte 5 Minuten
2. Schritt - bei 190° und 60% Feuchte 35 Minuten

Steinpilz-Risotto

Sie brauchen
- 250g Risotto-Reis
- 300ml Weißwein
- 300ml Wasser
- 2 Zehen Knoblauch
- ein paar Safranfäden
- Salz & Pfeffer
- 300g Steinpilze

- 1TL Gemüsebrühe
- Parmesan

Zubereitung
Den Reis zusammen mit der Flüssigkeiten in einen Behälter geben.

Garzeit und Temperatur
1. Schritt - bei 100° und 15 Minuten

In der Zwischenzeit alle anderen Zutaten vorbereiten. Nach dem Piepton den Reis gut rühren, die restlichen Zutaten dazugeben und weiter garen:

Garzeit und Temperatur
2. Schritt - bei 100° und 15 Minuten

Nochmals gut durchrühren und eventuell noch einige Minuten im Dampfgarer nachziehen lassen. Nach insgesamt ca. 30 Minuten ist das Risotto fertig. Mit reichlich frisch geriebem Parmesan, und etwas Zitronen-Thymian überstreut servieren.

Gemüselasagne

Sie brauchen
- 18 Stk. Lasagneblätter
- 600g Gemüse (Zucchini, Pilze, Melanzani, Paprika…)
- etwas Olivenöl
- 2 Knoblauchzehen
- 80g Zwiebel
- 2l Tomaten passiert
- Oregano
- 150g Parmesan gerieben
- 400g Mozzarella
- Butter
- Salz & Pfeffer

Guss für die oberste Schicht
- 1/4l Sauerrahm
- 3 Stk. Eidotter
- 80g Parmesan gerieben
- Salz & Pfeffer

Zubereitung
Für die Gemüse-Lasagne aus dem Dampfgarer das Gemüse in 1 cm große Würfel schneiden. Öl in einer flachen Pfanne erhitzen und die

Gemüsewürfel kurz durch schwenken, Knoblauch beigeben und nochmals kurz anbraten. Das Gemüse aus der Pfanne schöpfen. Zwiebel in etas Öl glasig werden lassen und mit den passierten Tomaten ablöschen. Danach einige Minuten köcheln lassen.

Das Gemüse-Gemisch einrühren, mit Salz, Pfeffer und Oregano gut würzen.

Das Gemüse-Gemisch kalt werden lassen und Pecorino beimengen.

Eine Auflaufform ausbuttern, mit Lasagneblättern auslegen und ein Drittel der Gemüsemasse darüber verteilen. Mozzarella in Scheiben schneiden und die Lasagne damit belegen. Jetzt mit Lasagneblättern bedecken und den Vorgang wiederholen, bis alle Blätter und das Ragout aufgebraucht sind.

Für den Überguss Sauerrahm mit Eidotter und geriebenem Käse vermischen, mit Salz und Pfeffer würzen. Über der komplett belegten Lasagne verteilen.

45 Minuten bei 120° im garen.

Man kann die Lasagne aber auch einige Stunden vorher zubereiten und später fertigstellen – dann verkürzt sich die Garzeit auf 25 Minuten.

Die Lasagne aus dem Dampfgarer nehmen und im

Ofen mit der Grillfunktion bei 200° 5 Minuten
bräunen.

Spinat-Quiche

Sie brauchen
• 300g Mehl
• 250g Topfen
• 100g Butter
• 1TL Backpulver
• Salz & Pfeffer
• 300g Blattspinat
• 1 Becher Sauerrahm
• 150ml Milch
• 3 Eier
• gerieben Muskatnuss
• 100g Edelpilzkäse
• 100g Gouda

Zubereitung
Das Mehl, den Topfen, die Butter und das
Backpulver mit Salz in einer Küchenmaschine
vermengen. Danach rasch auf einem Backblech
dünn ausrollen. Für die Füllung den Spinat
gleichmäßig auf dem Teig verteilen. Den

Sauerrahm und die weiteren Zutaten verrühren, abschmecken und über dem Spinat verteilen.

Garzeit und Temperatur
1. Schritt - bei 180° und 30% Feuchte 40 Minuten

Ratatouille

Sie brauchen
- 1 Dose gestückelte Tomaten
- 3 bunte Paprika
- 2 kleine Zucchini
- 4 Knoblauchzehen
- 2 rote Zwiebeln
- frische Kräuter (Thymian, Rosmarin, Salbei…)
- Salz & Pfeffer
- Olivenöl
- schwarzer Balsamicoessig

Zubereitung
Die Zutaten entkernt und in kleine Stücke geschnitten in einen geschlossenen Behälter einschichten.

Garzeit und Temperatur
1. Schritt - bei 100° und 100% Feuchte 10 Minuten

Die Ratatouille nach dem garen vorsichtig durch mischen, einen ordentlichen Schuss hochwertiges Olivenöl darüber träufeln und mit Balsamico verfeinern. Mit reichlich frischen Kräutern überstreuen und servieren. Als Beilage empfiehlt sich ein Baguette. Nutzt man Ratatouille als Beilage, dann am besten zu Fleischgerichten oder Fisch.

Wirsing-Reis-Bällchen

Sie brauchen
- 50g Basmati-Reis pro Person
- 1TL gehackte Mandeln
- Salz & Pfeffer
- Wirsing-Blätter

Zubereitung
Den Reis im Verhältnis 1:1 mit Wasser in einen Behälter.

Garzeit und Temperatur
1. Schritt - bei 100° und 100% Feuchte 20 Minuten

Die Wirsingblätter vorsichtig vom Kopf lösen und in einen gelochten Behälter geben und blanchieren.

Garzeit und Temperatur
2. Schritt - bei 100° und 100% Feuchte 2 Minuten

Anschließend die dicke Rippe ausschneiden, ein Küchentuch auslegen und das Wirsingblatt darauf geben. Etwas Reis auf das Wirsingblatt geben und mit dem Blatt den Reis umwickeln. Zusammen mit dem Tuch eine Kugel formen und diese dann in einen gelochten Behälter mit der schönen Seite nach oben legen.

Garzeit und Temperatur
3. Schritt - bei 100° und 100% Feuchte 5 Minuten

Germknödel mit Marille-Fülle

Sie brauchen:
- 65g Butter
- 1 Ei
- 1 Eidotter
- 35g Hefe (Germ)
- 550g Mehl
- 1/4l handwarme Milch
- 4 Pkg. Vanillezucker
- der Abrieb einer Zitrone
- 1 Prise Salz

Zutaten für die Füllung:
- 100g Butter
- 300g Marillenmarmelade (klassisch ist Powidl)
- 2cl Marillenbrand (bei Powidl Rum)

Zum drüberstreuen noch 200g Mohn-Zuckergemisch

Die Zubereitung:
Als erstes bereiten wir ein sogenanntes Dampfl.

Das machen wir mit der Hefe, etwas Mehl 1 Pkg.
Vanillezucker und der Milch. Alles gut verrühren
und danach für eine viertel Stunde rasten lassen.
Jetzt die restlichen Zutaten gut mit dem Dampfl
verkneten und eine Kugel daraus formen. Die
Teigkugel mit etwas Mehl bestreuen und in einer
Schüssel mit einem feuchten Tuch bedeckt eine
Stunde rasten lassen.

Während dessen kümmern wir uns um die Fülle.
Dafür die Marillenmarmelade mit dem
Marillenbrand gut verrühren und beiseite stellen.
Nachdem der Teig fertig gerastet hat mit einer
Teigkarte Faustgroße Stücke abtrennen und flach
drücken.
Jetzt etwas Fülle in die Mitte des Teiges geben und
wiederum zu einer Kugel formen. Diese Kugeln auf
gelochte Schalen geben und nochmals für eine
viertel Stunde gehen lassen. Danach bei 100° für
ca. 10 Minuten im Dampfgarer dämpfen.

Währenddessen in einer Pfanne mit etwas Butter
noch ca. 100g Mohn-Zuckergemisch erhitzen und
dies dann über die fertigen Germknödel verteilen.
Noch mit Mohn-Zuckergemisch bestreuen, fertig!

Milchreis Exotic-Style

Sie brauchen:
- 150g Ananas
- 1 reife Mango
- 1 Banane
- 5EL Honig
- der Saft einer Limette
- 35g Kokosspäne
- 1/2l Kokosmilch
- 1/2l Wasser
- 350g Milchreis

Die Zubereitung:
In eine ungelochte Schale den Reis mit der
Kokosmilch, dem Wasser, dem Honig und dem
Limettensaft vermischen und eine halbe Stunde
bei 100° dämpfen.
Währenddessen das Obst schälen und
entkernen und in gleich große Würfel schneiden.
Von der Ananas einige Blätter als Deko abzupfen
und beiseite legen.
Jetzt die Obststücke unter den Milchreis mischen
und noch 10 Minuten mitdämpfen.
Danach auf einem schönen Dessertteller

anrichten und mit den Ananasblättern und den
Kokosspänen dekorieren.

Topfen-Souffle

Sie brauchen:
* 4TL Butter
* 7 Eier
* 150g Topfen
* der Abrieb einer Limette
* 50g Vanillezucker
* einige Förmchen je buttern und etwas Zucker
  einstreuen

Die Zubereitung:
Als erstes die Eier trennen und dabei die Dotter
und das Eiklar in verschiedene Schüsseln geben.
Jetzt die Dotter mit dem Abrieb der Limette und
dem Topfen glatt rühren.
Das Eiklar steif schlagen und vorsichtig unter die
Topfenmasse heben.
Jetzt die Masse auf gut gebutterte und gezuckerte
Souffle-Förmchen aufteilen und noch mit etwas
Vanillezucker bestreuen. Noch Frischhaltefolie
über die Formen geben und sie anschließend in

ungelochte Schalen stellen und bei 100° für 15 Minuten dämpfen.

Topfenknödel auf Fruchtspiegel

Sie brauchen:
- 170g Semmelbrösel
- 150g Butter
- 3 Eier
- 500g Topfen
- etwas Staubzucker
- 1 Prise Salz

Zutaten für den Fruchtspiegel:
- 1 reife Mango
- der Saft einer Limette
- 1 Pkg. Vanillezucker
- 1/8l Orangensaft

Die Zubereitung:
Als erstes den Topfen mit der Butter, den Eiern, den Semmelbröseln, dem Staubzucker und der Prise Salz gut durchmischen und verkneten. Jetzt für eine gute halbe Stunde beiseite stellen und

rasten lassen.
Danach die Hände befeuchten und aus dem Teig
Knödeln formen und diese auf eine gut
ausgefettete gelochte Schale legen.
Die Knödel dann für 10 Minuten bei 100° dämpfen.

Je nach Wunsch können die Knödel gerne auch
mit Zwetschken oder Marillen oder auch mit einem
Stück Marzipan gefüllt werden.

Für den Fruchtspiegel die Mango schälen und
entkernen. Danach in kleine Stücke schneiden und
gemeinsam mit den restlichen Zutaten mit einem
Pürierstab aufpürieren.
Das Fruchtmousse als Spiegel auf einem Teller
anrichten und die Knödel darauf platzieren.

Wer möchte, kann noch einige Semmelbrösel mit
Staubzucker mischen und in einer Pfanne erhitzen.
Dieses Gemisch anschließend über die Knödel
verteilen.

Schokosouffle

Sie brauchen:
- 35g zerlassene Butter
- 4 Eier
- 140g Vollmilchschokolade
- 3EL Milch
- 3EL Maizena
- 150g Zucker

Zutaten für die Schokosauce:
- 1 Schuss Olivenöl
- 125g Nougatschokolade

Die Zubereitung:
Als erstes die Schokolade zerkleinern, in eine
Schüssel geben und mit Frischhaltefolie abdecken.
Jetzt bei 100° im Dampfgarer zergehen lassen und
dann die zerlassene Butter beimengen und
auskühlen lassen.
Die Eier trennen.
Die Dotter in einer Schüssel schön schaumig
rühren und den Zucker dabei langsam einreisen
lassen.
Die Dottermasse unter die ausgekühlte

Schokolade mischen.

Aus dem Eiklar einen Schnee schlagen und das Maizena unterheben. Dann den Schnee gemeinsam mit der Milch unter die ausgekühlte Schokomasse heben.

Jetzt die Formen mit Butter gut ausfetten und etwas Zucker einrieseln. Die Schokomasse eingießen und auf ungelochten Schalen für ca. 20 Minuten bei 100° im Dampfgarer garen.

Jetzt die Souffle aus dem Dampfgarer nehmen und die Nougatschokolade gleich schmelzen wie oben.

Zum Anrichten die Souffle auf Teller stürzen und mit der Schoko-Sauce übergießen. Hervorragend dazu passen dunkle Beeren.

Noch etwas Staubzucker und ein Minzblatt drüber und fertig!

Schoko-Himmel

Sie brauchen
- 1/2 Becher Sahne (ca. 100ml)
- 50g Zucker
- 100g geriebene Mandeln
- 50g Weizenmehl
- 1 Ei

- 1 Pkg. Vanillezucker
- 3EL Kakaopulver
- 3EL Milch
- 3EL Joghurt
- 1/2 Pkg. Backpulver
- weiße Schokostückchen

Zubereitung
Mit dem Handmixer alles zusammen zu einem glatten Teig verarbeiten und in gebutterte Soufflé-Formen oder Tassen verteilen. In der Mitte je ein weißes Schokostückchen einlegen. Die Formen mit Folie abdecken und auf den Rost oder einem gelochten Behälter in den Dampfgarer einschieben.

Garzeit und Temperatur
1. Schritt - bei 100° und 100% Feuchte 10-15 Minuten (je nach Größe der Formen)

Das Dessert sollte in der Mitte noch einen flüssigen Kern haben! Die Masse geht wunderbar auf und verdoppelt sich! Gestürzt oder im Glas serviert an Schlagobers oder mit fruchtigem Spiegel oder einfach einem Kompott. Schokostreusel drüber und mit einem Minzblatt garnieren.

Vanille-Topfen-Soufflé mit heißen Himbeeren

Sie brauchen
- 1/2 Vanilleschote
- 250g Topfen
- 1 Ei
- 2EL Zucker
- 1/2 TL Käsekuchenhilfe
- 1 Pkg. Himbeeren gefroren
- 2EL Gelierzucker

Zubereitung
Die Vanilleschote aufschneiden und das Mark mit dem Messerrücken herauskratzen. Danach mit dem Topfen, dem Ei, dem Zucker und der Käsekuchenhilfe gut verrühren und in Soufflé-Formen verteilen. Die Formen mit Folie abdecken und in einem gelochten Behälter in den Dampfgarer schieben.

Garzeit und Temperatur
1. Schritt - bei 90° und 100% Feuchte 15-20 Minuten (je nach Größe der Formen)

Die gefrorenen Himbeeren in einen Behälter geben und gut verteilen. Den Gelierzucker drüber streuen.

Garzeit und Temperatur
2. Schritt - bei 100° und 100% Feuchte 4 Minuten

Danach alles auf einem Dessertteller anrichten und
mit Minze, Schoko oder Streusel verzieren.

Heißkalte Piña Colada

Sie brauchen
- 250g Topfen
- 1 Ei
- 2EL Zucker
- 1/2 TL Käsekuchenhilfe
- 100g Kokosflocken
- 1/2 Ananas
- 4cl Bacardi
- 1/2 Mango

Zubereitung
Den Topfen mit dem Ei, den Zucker der
Käsekuchenhilfe und den Kokosflocken gut
verrühren und auf Gläser aufteilen. Je nach Größe
reicht die Menge für ca. 5 Personen. Die Formen
mit Folie abdecken und auf einem gelochten
Behälter in den Dampfgarer schieben

Garzeit und Temperatur
1. Schritt - bei 95° und 100% Feuchte 15-20
Minuten (je nach Größe der Formen)

Während der Garzeit wird aus der Ananas, dem
Bacardi und der Mango die Sauce bereitet. Dazu
das Obst schälen und in kleine Stücke schneiden.
In einem Rührgefäß mit dem Mixstab pürieren und
aufschäumen. Die Masse sollte dickflüssig sein!
Nach Ende der Garzeit die Fruchtmasse auf das
noch heiße Dessert geben und mit einem etwas
Schlagsahne und Kokosflocken garnieren.
Eventuell noch eine frische Mango- oder
Ananasspalte oder eine frische Blüte zur
Verzierung wie bei einem echten Cocktail und
servieren. Für Kinder einfach den Alkohol
weglassen und stattdessen Orangensaft
verwenden.

Garzeit und Temperatur
2. Schritt - bei 100° und 100% Feuchte 4 Minuten

Danach alles auf einem Dessertteller anrichten und
mit Minze, Schoko oder Streusel verzieren.

Dampfnudeln mit falscher Kirsche

Sie brauchen
- 500g Weizenmehl
- 1 Pkg. Trockenhefe
- 1/4l Milch
- 2 EL Zucker
- 1 Pkg. Vanillezucker
- Monchéri Pralinen

Zubereitung
In einer Küchenmaschine aus den Zutaten einen
mittelfesten Hefeteig rühren, und je nach Größe
der gewünschten Dampfnudeln den Teig mit einem
Löffel oder einer Teigkarte abstechen. Jeweils in
die abgestochene Teigportion eine Praline stecken.
Einen gelochten Behälter einölen und die Nudeln
locker nebeneinander einlegen. Diese Menge
reicht für ca. 8 kleine Dampfnudeln.
Im Behälter mit einem Küchentuch zugedeckt bei
Zimmertemperatur gut gehen lassen, und danach
im Dampfgarer garen.

Garzeit und Temperatur
1. Schritt - bei 95° und 100% Feuchte 15-20
Minuten (je nach Größe der Formen)

Wunderbar dazu passen diverse Kompotte, Beeren und auch Vanillesauce.

Zitronensoufflé

Sie brauchen:
- 15g Butter
- 15g Mehl
- 60ml Milch
- ½ Zitrone
- 5ml Aprikosenbrandy
- 1 Ei
- 10g Zucker

Die Zubereitung:
Die Butter in einem Topf weich werden lassen und glatt rühren. Nun die Milch unterrühren. Flüssigkeit kurz aufkochen lassen. Die Schale der Zitrone abreiben und die Zitrone anschließend auspressen. Beides, Abrieb und Saft in den Topf geben. Das Eigelb der Eier ebenfalls dazugeben. Das Eiweiß schlagen Sie mit dem Zucker steif und heben es dann unter die Masse im Topf.

Streichen Sie zwei Tassen oder Förmchen mit

weicher Butter aus und bestreuen Sie sie mit etwas
Zucker. Dann die Soufflé-Masse hinein füllen und
mit einer Folie zudecken. Für 35 Minuten garen.
Zum Schluss die Tasse oder das Förmchen auf
einem Teller umdrehen und das Soufflé stürzen.

Apfel-Tarte

Sie brauchen:
- 2 Äpfel
- 30g Zucker
- 30g Butter
- Zitronensaft
- 10ml Rahm
- 150g Blätterteig

Die Zubereitung:
Schälen Sie die Äpfel und schneiden Sie sie in
Scheiben. Geben Sie etwas Zitronensaft darüber.
Nehmen Sie eine Pfanne und geben Sie den
Zucker, die Butter und etwas Zitronensaft hinein,
dann lassen Sie die Flüssigkeit sehr langsam
aufkochen. Zu das Sie eine Karamellsauce
erhalten, die Sie mit dem Rahm mischen.

Legen Sie den Blätterteig aus, ziehen Sie die Ränder etwas hoch und geben Sie den Inhalt der Pfanne auf den Teig. Nun die Apfelscheiben darauf legen. Für 20 Minuten dämpfen. Mit Zimtrahm oder Vanillesauce servieren.

Aprikosen-Dampfnudeln

Sie brauchen:
- 200g Kartoffeln
- 70g Mehl
- 30g Butter
- 1 Eigelb
- 1 Ei
- ½ Zitronenabrieb
- 1 Prise Salz
- 6 Aprikosen
- 20g Paniermehl
- Zucker
- 1 Prise Zimt

Die Zubereitung:
Die Kartoffeln werden geschält in Stücke geschnitten und im Dampfgarer für 25 Minuten gedämpft. Kartoffeln anschließend pürieren und

mit dem Mehl, dem Eigelb, dem Ei, der Zitronenschale und einer winzigen Prise Salz zu einem Teig verrühren. Formen Sie aus dem Teig sechs flache runde Taler.

Nun waschen, entsteinen und halbieren Sie die Aprikosen und legen eine Hälfe jeweils auf die Teigtaler. Bestreuen Sie die Aprikosen dann mit Zucker, setzen Sie die andere Hälfte der Aprikosen darauf und schließen Sie den Teig, so dass sie Aprikose vom Teig umschlossen wird. Legen Sie nun den Gareinsatz mit Backpapier aus und stellen Sie die Aprikosen-Dampfnudeln hinein. Dämpfen Sie sie für 15 Minuten.

Währenddessen können Sie Streusel herstellen. Dazu rösten Sie das Paniermehl mit Butter und etwas Zimt und Zucker an. Sobald die Dampfnudeln fertig gegart sind, rollen Sie sie durch die Streusel. Dazu passt Vanille- oder Schokoladensauce.

Schlusswort

Der Dampfgarer hat in vielerlei Hinsicht mein
Leben vereinfacht.
Neben den oben angeführten Speisen, die mehr
als lecker sind, ist das Kochen sehr einfach
geworden.
Oftmals kann man einfach die Zutaten in den
Dampfgarer schieben, eine Start- und eine Endzeit
programmieren, und zur gewünschten Zeit ist das
Gericht fertig. Das ist sehr praktisch, wenn man
Alleinerziehend ist und am Vormittag
beispielsweise arbeiten muss. Am Abend davor
oder einfach in der Früh die Zutaten rein in den
Dampfgarer, Zeit programmieren, und mittags,
wenn man nachhause kommt, ist das Essen fertig.
Einfach und sehr simpel und somit eine enorme
Erleichterung für den Alltag.

Ausserdem ist dieser Querschnitt durch die
Rezepte erst der Anfang! Einmal mit diesem Gerät
begonnen, werden Sie es lieben und nicht mehr
missen wollen. Ich kann Ihnen an dieser Stelle
beim Kauf zu einem Kombi-Gerät raten. Mit einem
Kombidämpfer ersparen Sie sich den Backofen

und können alles in einem Gerät machen.

Auch fürs Abnehmen und Diäten eignet sich der Dampfgarer sehr gut. Dadurch, dass nahezu kein Fett verwendet werden muss, und die Zutaten noch alle Vitamine, Nährstoffe, Ballaststoffe und Spurenelemente inne haben, ist das Produkt, Ihr Gericht, gesund und werthaltig für den Körper!

Ich wünsche Ihnen an dieser Stelle gutes Gelingen und viel Vergnügen beim Nachkochen!

Ihre *Constanze Wollperg*

Haftungsausschluss

„Die Verwendung der Informationen in diesem Buch und die Umsetzung derselben erfolgt ausdrücklich auf eigenes Risiko. Der Autor kann für etwaige Unfälle und Schäden jeder Art, die sich bei der Zubereitung der Speisen ergeben, aus keinerlei Rechtsgrund die Haftung übernehmen. Haftungsansprüche gegen den Autor für Schäden jeglicher Art, die durch die Nutzung der Informationen in diesem Buch bzw. durch die Nutzung fehlerhafter und/oder unvollständiger Informationen verursacht wurden, sind ausgeschlossen. Folglich sind auch Rechts-und Schadenersatzansprüche ausgeschlossen. Der Inhalt dieses Werkes wurde mit größter Sorgfalt erstellt und überprüft. Der Autor übernimmt keine Gewähr und Haftung für die Aktualität, Korrektheit, Vollständigkeit und Qualität der bereitgestellten Informationen. Druckfehler können nicht vollständig ausgeschlossen werden. Weiterhin beruht der Inhalt dieses Werkes auf persönlichen Erfahrungen und Meinungen des Autors. Der Inhalt darf nicht mit medizinischer Hilfe verwechselt werden."